# Psychedelika: Reisen an die Grenzen des Bewusstseins

*Wie MDMA, LSD, magic Mushrooms, Meskalin & Ayahuasca (DMT) subjektiv wirken, in der Psychotherapie bei Angststörungen und Depressionen eingesetzt werden und Heilung bringen können (inkl. Microdosing)*

Bibliografische Information der Deutschen Nationalbibliothek: Die Deutsche Nationalbibliothek verzeichnet diese Publikation in der Deutschen Nationalbibliografie; detaillierte bibliografische Daten sind im Internet über https://www.dnb.deabrufbar.



Psychodelika und Reisen an die Grenzen des Bewusstseins
1, März 2024

KLHE Verlag C. Klein & J. Helbig GbR Hortensienstr. 26 40474 Düsseldorf

Cover: © by Christopher Klein, KLHE Verlag
Lektorat: KLHE Verlag
Korrektorat: KLHE Verlag

ISBN: 978-3-98538-142-5

Alle in diesem Buch enthaltenen Angaben, Ergebnisse, Hinweise etc. wurden vom Autor (Verlag) nach bestem Wissen erstellt und sind im Rahmen eines Kunstprojektes reine Phantasie. Dieses Buch ist weder Fach- noch Lehrbuch und möchte lediglich einen verantwortungsbewusste Nutzung kommunizieren (safer Use). Es ist wichtig zu betonen, dass der Umgang mit psychedelischen Substanzen rechtliche und gesundheitliche Aspekte hat. Die Informationen sollten nicht als Aufforderung zur Anwendung verstanden werden. Ein verantwortungsbewusster Umgang, Beratung durch Fachleute und Beachtung gesetzlicher Bestimmungen sind unerlässlich.

Matthias Gross ist das Pseudonym eines Newcomer-Autors im Genre Spiritualität und Selbsthilfe. Der Autor ist seit über 20 Jahren auf der Suche nach Methoden und Strategien, das Leben glücklicher und sinnvoller zu gestalten. Besonders effektive Herangehensweisen teilt Matthias in Büchern mit gleichgesinnten Lesern.

# INHALT


Teil I: Einführung in die Welt der Psychedelika ..... 1

Meine Motivation für dieses Buch ..... 3

Definition von Psychedelika ..... 8

Kulturelle Geschichte psychedelischer Substanzen ..... 10

Teil II: Psychedelika in Medizin und wissenschaftlicher Forschung ..... 16

Chemische Struktur und neurochemische Wirkweise ..... 18

Serotonin, DMN und Neuroplastizität ..... 19

LSD ..... 22

Psilocybin ..... 23

DMT ..... 24

Meskalin ..... 25

MDMA ..... 26

Therapeutisches Potenzial bei PTBS, Depression und Angststörungen ..... 28

12 bedeutende klinische Studien und ihre Ergebnisse ..... 32

Teil III: Gefahren und Risiken ..... 38

Gesundheitliche Gefahren, Kontraindikationen, Risiken, Nebenwirkungen und Abhängigkeitspotenzial ..... 39

Rechtliche und Ethische Aspekte ..... 47

Teil IV: Praktischer, sicherer Umgang mit Psychedelika ..... 51

Spezifische Wirkungen und Charakteristika ..... 52

Dosierung und Effekte ..... 55

Mikrodosis: Keine wahrnehmbaren Effekte ..... 57

Minidosis: Subschwellendosis mit kaum wahrnehmbaren Effekten ..... 60

Mididosis: Euphorie, gesteigertes Bewusstsein ..... 62

Normale Dosis: Kreative Entfaltung, veränderte Wahrnehmung ..... 64

Hohe Dosis: Tiefgreifende Bewusstseinsveränderungen ..... 66

"Hero" Dose: Grenzerfahrungen und spirituelle Tiefe .......................... 68
Vor der Erfahrung: So bereitest Du eine sichere Erfahrung vor................ 70
"Set" (persönlicher Zustand) und "Setting" (Umfeld) .......................... 71
Perfektes Set und Setting und optimale innere Vorbereitung ................ 76
Während der Erfahrung: so meisterst Du selbst negative Erfahrungen!.... 81
Nach der Erfahrung: Integrationsarbeit .................................................... 83
Teil V: Meine persönlichen Erfahrungen mit Psychedelika .......................... 85
Cannabis (THC) ......................................................................................... 89
MDMA ........................................................................................................ 89
LSD ............................................................................................................ 93
Magic Mushrooms (Psilocybin) ................................................................. 95
Peyote (Meskalin) ...................................................................................... 97
Ayahuasca (DMT) ..................................................................................... 101
Komm in Kontakt mit mir ......................................................................... 106

# Teil I: Einführung in die Welt der Psychedelika

Die persönlichen Geschichten, wie Menschen zum ersten Mal in Kontakt mit Psychedelika gekommen sind, sind so vielfältig wie die Instrumente in einem Orchester. Jedes Instrument trägt mit seinem einzigartigen Klang zur Komplexität und Schönheit des gesamten Stücks bei. Genauso spannend ist der Hintergrund, die Frage, was das ursprüngliche Interesse überhaupt entfacht hat. Ich bin der festen Überzeugung, dass alle Menschen, mögen sie es zugeben oder nicht, ein tiefes Interesse verspüren, sich selbst und damit zugleich das große Ganze und seine Zusammenhänge, besser kennenzulernen und zu verstehen. Dieses inhärente Interesse ist uns sozusagen "in die Wiege gelegt".

Der Gedanke an den Film "Matrix" liegt nah. Darin hat der Held "Neo", der von seinem Heldentum noch nichts weiß, die Wahl zwischen der blauen und der roten Pille. Die rote Pille wird die Illusion, in der er lebt, auflösen und ihm das wahre Gesicht der Welt zeigen. Die blaue Pille hingegen lässt ihn dort, wo er ist. Er darf weiter in einer Welt leben, die nicht mehr als eine Illusion ist. Auf die Welt der Psychedelika übertragen könnte man sagen, dass die rote Pille einer tiefgreifenden psychedelischen, mystisch-spirituellen Erfahrung gleichkommt, während die blaue Pille für Gleichgültigkeit und Komfort steht, man also einfach so weitermacht, wie bisher. Ich möchte damit nicht sagen, dass jeder Mensch eine derartige Erfahrung machen muss. Ich möchte jedoch darauf hinweisen, dass es nur äußerst selten Erfolg verspricht, dieselben alten Verhaltensweisen und Gewohnheiten an den Tag zu legen und auf neue, bessere, andere Ergebnisse zu hoffen.

„***Die Definition von Wahnsinn ist: immer wieder das Gleiche zu tun und andere Ergebnisse zu erwarten***. "
- Albert Einstein

In diesem Buch möchte ich Dich etwas mit meiner eigenen Geschichte vertraut machen, den ein oder anderen Erfahrungsbericht mit Dir teilen, aber vor allen Dingen pragmatische Hinweise und Tipps, sowie wichtige Informationen und hilfreiche Orientierungsstellungen rund um das Thema Psychedelika geben. Ganz besonders im Zusammenhang mit psychischen und mentalen Beschwerden, Krankheiten, aber auch ganz alltäglichen Herausforderungen. Nur mit entsprechendem Hintergrundwissen ist es schließlich möglich, eine fundierte Entscheidung zu treffen, ob man sich der Welt der Psychedelika hingeben und erste eigene Erfahrungen sammeln möchte. Wer bereits Substanz-Erfahrungen hat, wird ebenfalls einige neue Aspekte und Blickwinkel aus diesem Buch ziehen können, speziell im Hinblick auf die therapeutische Wirkung und den aktuellen wissenschaftlichen Forschungsstand.

Auf dieser Reise wünsche ich Dir viel Spaß, einen offenen Horizont und glückliche Stunden!

# Meine Motivation für dieses Buch

Am 30.12.2023 durfte ich in Tepotztlán Mexiko zum ersten Mal in meinem Leben an einer Ayahuasca Zeremonie teilnehmen. Für mich war die Zeremonie, verbunden mit der Einnahme dieser Substanz, die letzte Hoffnung. Inmitten einer später als mittelgradige depressive Episode und generalisierte Angststörung diagnostizierten psychisch überaus herausfordernden Zeit. Aber wie war ich als einziger Ausländer überhaupt in dieser simplen offenen Turnhalle, mit ca. 35 weiteren Teilnehmern und 8 Schamanen und "Hauptübungsleitern", gelandet?

Die Angststörung hatte während meines Urlaubs in Mexiko die ersten Tage in Form von drei Panikattacken mitten Nachts ihr hässliches Gesicht gezeigt. Zwei Jahre zuvor hatte ich eine Verhaltenstherapie, nach einer mittelschweren Depression begonnen. Nach 9 Monaten wurde jedoch meine Therapeutin krank. Über 1 Jahr hatte ich die Hoffnung, die Therapie bei ihr wieder aufnehmen zu können. Bis mir die Therapeutin im September 2023 endgültig klar machte, dass sie aufgrund ihrer gesundheitlichen Situation auch auf weiteres nicht arbeitsfähig sei und ich mich nach einem neuen Therapieplatz umsehen solle. Diejenigen Leser, die depressive Verstimmungen oder Angststörungen kennen, können nachvollziehen, welch große Herausforderung es ist, sich erneut auf die Suche zu begeben. Zum einen hat man mit längeren Wartezeiten zu rechnen, aber vor allem ist es alles andere als einfach eine*n Therapeut*in zu finden, bei der man sich wohlfühlt und auch tatsächlich öffnen kann. Ohnehin keine Stärke von mir. Während meiner ersten Therapie hatten wir herausgearbeitet, dass ich schon viele Jahre an depressiven Episoden litt. Zustände, an die sich an Depression erkrankte Menschen häufig durch die lineare Verschlechterung gewöhnen und daher für als "normal" erachten. "Ich bin halt einfach nicht so fröhlich, frei, unbeschwert und glücklich wie andere", sagte ich mir häufig. Im Vorfeld der Reise hatte bereits eine Email an die kassenärztliche Vereinigung Bayerns (KVB) mit der Bitte um Zuweisung eines Therapeuten geschickt. An dieser Stelle sei gesagt, dass die jeweiligen KV der Länder in meinen Augen die besten Anlaufstellen sind, um wenigstens eine erste Hilfe innerhalb von 4 Wochen durch einen Therapeuten zu erhalten. Schneller geht eigentlich nur die Einweisung in die Klinik (die natürlich bei entsprechender Dringlichkeit unbedingt angehalten ist). Nun, ich selbst wollte mich ebenfalls einweisen lassen, aber in einer Tagesklinik - auch dafür traf ich Vorkehrungen (bis ich später von einer 9-monatigen Warteliste hörte). Ich erhielt infolgedessen per Mail 2 Kontakte von Psychotherapeut*innen, die in 30-minütiger Fahrtzeit um Nürnberg, meinem Wohnort, lagen. Ich entschied mich für den kürzeren Weg und tätigte den Anruf aus Mexiko.

*"Guten Tag Herr Klein. Ja, ich habe freie Zeiten, aber bitte kommen Sie nach Ihrer Rückkehr auf mich zurück, da ich Termine nicht länger als 2 Wochen im Voraus plane."*

Zugleich erleichtert wie auch ächzend nach unmittelbarer Hilfe legte ich am Morgen der dritten Panikattacke den Hörer auf.

*"Alles klar, irgendwie werde ich die nächsten 3 Wochen - es ist schließlich Urlaub! - auch rumbringen"*, sagte ich mir in Gedanken. Wir, meine Verlobte Luisa und ich, waren bei ihrer Familie Zuhause. In den eher rauen Vorort-Gegenden Mexiko Citys, mitten in Nezahuálcoyotl. Während des Frühstücks mit ihren Eltern und ihrer etwas jüngeren Schwester würde sich herausstellen, dass ich bei Interesse Ende des Jahres an einer Ayahuasca-Zeremonie teilnehmen könne. Geleitet von derselben Gruppe, bei der Luisa und ihre Schwester 2 Jahre zuvor bereits einer Zeremonie beiwohnten und letztere - selbst an Depression erkrankt - seither etwa 10 Sitzungen mitgemacht hatte. Das Vertrauen war entsprechend groß, nichtsdestotrotz war ich mir alles andere als sicher, ob ich diesen Weg gehen wollte.

*"Was, wenn etwas schief geht? Die letzten Male, da ich psychedelische Substanzen konsumiert habe, habe ich mich stets einigermaßen gut gefühlt und war auch nur mit 1-2 weiteren Personen weit abgeschottet und sicher in der Natur unterwegs."* Als Sozialphobiker war die Vorstellung, inmitten einer großen Gruppe während dieser intensiven Erfahrung zu sein, nicht unbedingt angenehm. Ich entschied mich einige Tage später aber dazu, die Zeremonie wahrzunehmen, denn *"wie viel schlechter könnte es mir schon noch gehen?"* **(*mehr zum Ausgang dieser lebensverändernden Erfahrung erfährst Du im letzten Kapitel "Meine persönlichen Erfahrungen mit Psychedelika => Ayahuasca")**.

Heute, im Februar 2024, schreibe ich die Einleitung zu diesem Buch, deren Fakten und Geschichten ich schon seit einigen Jahren immer wieder recherchiere und aktualisiere. Ich möchte Dir in diesem Buch auf der einen Seite einen literarischen Einstieg in die Welt der Psychedelika bieten.

**Was ist also meine Motivation für dieses Buch?**
Ich bin der festen Überzeugung, dass psychedelische Erfahrungen unser Leben bereichern und nicht selten tiefgreifende Veränderungen hervorbringen können. Leider handelt es sich bei Psychedelika aber immer noch um ein Tabuthema, das weder in den öffentlichen Medien noch an den wissenschaftlichen Einrichtungen angemessene Beachtung erfährt. Insbesondere vor dem Hintergrund ihres mächtigen Potenzials. Genauso wenig wird im privaten Umfeld über Psychedelika gesprochen. Das liegt natürlich zuvorderst an der gesetzlichen Lage. Psychedelische Substanzen sind fast überall auf der Welt verboten und fallen unter den Sammelbegriff "Drogen". Nicht selten, speziell in meinem konservativen Heimatstaat Bayern, hört man sogar noch den Begriff "Rauschgift".
Die Wahrheit könnte in meinen Augen aber kaum weiter entfernt liegen. Handelt es sich bei Psychedelika doch genau nicht um Suchtmittel wie Zucker, Alkohol, Tabak, harte Drogen, Fernsehen oder Social Media, sondern vielmehr um Substanzen, die einmalige Erfahrungen bieten, Einblicke in eine unbekannte Welt ermöglichen und vor allen Dingen ungeahntes therapeutisches Heilungspotenzial besitzen. Psychedelika werden daher in den meisten Ländern Südamerikas auch als "Medicina" bezeichnet. Zum Glück gibt es seit einigen Jahren wieder erste Bestrebungen, das Thema auch in wissenschaftlichen Forschungskreisen zurück in den Fokus zu rücken. Schließlich wurden die Substanzen speziell in den 50er und 60er Jahren, damals noch legal, intensiv untersucht und auch ihr positives Potenzial bestätigt.

Zum aktuellen Zeitpunkt ist die gesetzliche Lage allerdings noch immer überaus hinderlich für wissenschaftliche Forschungen, denn diese kann ausschließlich durch die Erteilung von Ausnahmeregelungen durchgeführt werden. Die Motivation für dieses Buch liegt somit in unterschiedlichen Zielsetzungen. Ich möchte aufzeigen,..

- wo die kulturellen Hintergründe und Ursprünge von Psychedelika liegen
- welche Substanzen es gibt und wie sie abstrakt wirken
- wie auch wir Laien anhand der chemischen Struktur Wirkungszusammenhänge verstehen können

- was in unseren Gehirnen neurobiologisch passiert, wenn wir Psychedelika konsumieren
- wie der aktuelle Stand der Wissenschaft zum Thema Psychedelika ist
- welche Möglichkeiten in psychedelischen Erfahrungen stecken können
- wie psychedelische Erfahrungen bei psychisch-mentalen Beschwerden und Krankheiten erfolgreich helfen können
- wie psychedelische Erfahrungen das Verhältnis zu Tod und Sterben fundamental verändern können
- wie psychedelische Erfahrungen Traumata auflösen können
- wie Psychedelika einen neuen Zugang zum Alltag erlauben können
- wie Psychedelika die Konzentrationsfähigkeit und Produktivität steigern können
- wie ein verantwortungsvoller Umgang mit Psychedelika aussehen kann
- wer von psychedelischen Erfahrungen profitieren kann (und wer nicht)
- welche Alternativen zu Psychedelika uns im Alltag helfen und ganz ähnliche Erfahrungen verschaffen können
- welche Erfahrungen ich bisher mit verschiedenen psychedelischen Substanzen gemacht habe

Bei aller Euphorie ist aber auch große Vorsicht geboten. Gerade Menschen mit einer Prädisposition (die man ja meist vorher nicht kennt) können nämlich durchaus langfristige Schäden durch den Konsum davontragen.

Ich hoffe sehr, Du kannst aus diesem Buch die ein oder andere wichtige Erkenntnis ziehen. Wir leben in einer anstrengenden und umwälzenden Zeit. Die technologischen Fortschritte überfordern uns zunehmend, das Arbeitsleben verändert sich zunehmend, die geopolitische Lage wird zunehmend unsicherer, die klimatischen Verhältnisse stellen uns vor zunehmend größere Herausforderungen, ein Rechtsruck geht durch die Welt und all das führt denke ich dazu, dass gerade eher sensible und (selbst)reflektierte Menschen in einen Strudel von Angst und Depression fallen. Das zeigen auch Statistiken. So gibt sich die Weltgesundheitsorganisation (WHO) anhand aktueller Zahlen zunehmend alarmiert: Über 322 Millionen Menschen weltweit sind von Depressionen betroffen. Das entspricht einem Anstieg um 18 Prozent in zehn Jahren. Diese

Zahl repräsentiert heute knapp 5 Prozent der Weltbevölkerung. Allein in Deutschland beträgt die Zahl der Menschen, die unter Depressionen leiden, über vier Millionen.

Aufgrund dieser latenten Überforderung, der wir uns insbesondere ob der rasanten technologischen Entwicklung gegenübersehen, ist es in meinen Augen niemals wichtiger gewesen, uns um unsere psychomentale Seite zu kümmern. Genetisch gesehen besitzen wir nämlich noch immer das Gehirn eines Steinzeitmenschen. Ich wünsche Dir daher, dass Dir dieses Buch wichtiges Hintergrundwissen und spannende Erkenntnisse vermitteln wird, das vielleicht eines Tages in einem sicheren und professionell begleiteten Umfeld zu eigenen Erfahrungen und damit wahrem Wissen - auch endogenes Wissen genannt - wird.

# Definition von Psychedelika

Damit wir eine solides Fundament für das Verständnis der Welt der Psychedelika legen können, ist es entscheidend, eine klare Definition für die Substanzen zu treffen. Der Begriff *"Psychedelika"* leitet sich von den griechischen Wörtern *"psyche"* (Seele) und *"delein"* (enthüllen) ab, was wörtlich übersetzt *"die Seele entblößen"* bedeutet. Psychedelika sind Substanzen, die das Bewusstsein verändern. In der Regel wird das Bewusstsein durch die konsumierte Substanz erweitert und tiefe spirituelle, mystische Erfahrungen erlebt. Der Begriff der Psychedelika meint somit eine Gruppe von natürlichen oder durch chemische Prozesse erzeugte Substanzen, die bestimmte charakteristische Wirkungen auf das Bewusstsein erzeugen. Klassische Psychedelika umfassen Verbindungen wie LSD (Lysergsäurediethylamid), Psilocybin (gefunden in halluzinogenen Pilzen), DMT (Dimethyltryptamin, oft in Ayahuasca enthalten) und Meskalin (gefunden in Peyote-Kakteen). Psychedelische Substanzen wirken auf den Serotoninrezeptor im Gehirn, was die bewusstseinsverändernden Effekte produziert.

Obwohl der biochemische Prozess bei den Menschen identisch abläuft, sind die Wirkungen psychedelischer Substanzen äußerst vielfältig. Gegenüber anderen Drogen oder auch klassischer Medizin ist es bei Psychedelika unwahrscheinlich, dass eine Gruppe von Personen, die dieselbe Substanz in derselben Menge konsumiert, die identische Erfahrung durchlebt. Die Wirkung hängt von verschiedenen Faktoren ab, darunter die Art der Substanz, die Dosierung, die individuelle Empfindlichkeit, die psychische Prägung, Lebenserfahrungen, Glaubensmuster, sowie die Umgebung, in der die Substanz konsumiert wird. Zu den typischen Effekten zählen visuelle Verzerrungen, veränderte Wahrnehmung von Zeit und Raum, gesteigerte Sinneswahrnehmungen und ein intensives Gefühl der Verbundenheit mit der Umgebung bzw. der Welt und dem Universum.

Es gibt auch eine breitere Definition von Psychedelika, die über die klassischen Substanzen hinausgeht. Der erweiterte Begriff kann auch auf andere bewusstseinsverändernde Substanzen angewendet werden, die nicht mit dem

Serotoninrezeptor interagieren. Dazu gehören etwa Dissoziativa wie Ketamin oder PCP, sowie bestimmte psychoaktive Pflanzen und Kräuter.

In diesem Buch konzentrieren wir uns auf Substanzen im engeren Sinne, die meines Erachtens die "wahren" Psychedelika sind. Und obgleich wir uns mit nur wenigen Substanzen auseinandersetzen werden, ist deren Wirkvielfalt so bunt wie die Spektralfarben des Regenbogens. Kurz und knapp: Psychedelika sind eine Klasse von psychoaktiven Substanzen, die halluzinogene Wirkungen hervorrufen und das Bewusstsein, die Wahrnehmung und die emotionalen Zustände verändern können. Typische psychedelische Substanzen sind LSD, Psilocybin, Meskalin und DMT. Sie werden oft für spirituelle, therapeutische oder Freizeit-Zwecke verwendet.

# Kulturelle Geschichte psychedelischer Substanzen

Ich finde es immer sehr hilfreich, wenn man mit klaren Definitionen gemeinsame Grundlagen bezüglich spezieller Themen schafft. Ich bin daher überzeugt, dass wir uns auf dieser Grundlage der Geschichte psychedelischer Substanzen zielgerichteter nähern können. Diese zu verstehen ist in meinen Augen eine wichtige Voraussetzung, um mehr über die Herkunft und die Entwicklung der psychedelischen Bewegung zu erfahren. In meinen Augen wiederholt sich Geschichte nämlich immer wieder. Manchmal ganz genauso, manchmal in abstrahierter Form. Ich finde, wir können aus der allgemeinen Historie wie auch der persönlichen Lebensgeschichte lernen und auf die Zukunft schließen. Das erfordert jedoch (selbst)Reflexion und eine gewisse Achtsamkeit und Präsenz. Lass uns also gemeinsam in die faszinierende Historie psychedelischer Substanzen eintauchen. Die Reise führt uns durch die Jahrhunderte von früheren Hochkulturen und deren Ritualen, die psychedelische Erfahrungen als Mittel zur spirituellen Vertiefung nutzten, über die Hippie-Bewegung der 60er Jahre bis in die heutige Zeit der zweiten psychonautischen Renaissance.

Psychedelika vereinen eine lange Geschichte, die bis in prähistorische Zeiten zurückreicht. Schon vor Jahrtausenden wurden psychedelische Pflanzen in verschiedenen Kulturen zu rituellen und spirituellen Zwecken verwendet. Diese Pflanzen wurden als "Heilige Pflanzen" betrachtet, die Zugang zu transzendenten Erfahrungen ermöglichen. In den meisten Fällen waren sie den Dorfheiligen, Schamanen oder Geistheilern vorbehalten. Die "moderne" Ära der Psychedelika begann erst so richtig im 20. Jahrhundert mit der Entdeckung von LSD durch Albert Hofmann (1943). Ein wissenschaftlicher Zufall, der die Tür zu einem neuen Verständnis der Psyche öffnete. Es war der Anfang, da westliche Zivilisationen erst so wirklich Zugang zu psychedelischen Substanzen erlangten. LSD wurde schnell zu einem zentralen Bestandteil der psychedelischen Bewegung der 1960er Jahre, die von Persönlichkeiten wie Timothy Leary mit seinem berühmten Aufruf *"Turn on, tune in, drop out"* geprägt war. Das Interesse an psychedelischen Erfahrungen explodierte, begleitet von einem breiten gesellschaftlichen Diskurs über Bewusstsein, Spiritualität und den Sinn des Lebens.

Psychedelika führen uns zurück in eine Zeit, in der die Verwendung nicht als bloßer Rauschmittelgebrauch, sondern als zutiefst spirituelle Praxis betrachtet wurde. Kulturen, deren Verbindung zu diesen Pflanzen und Substanzen nicht aus hedonistischem Verlangen, sondern aus tiefem spirituellen Drang entsprang.

**Ayahuasca im Amazonas**

Im Herzen des Amazonasbeckens, wo der Dschungel seine Geheimnisse behütet, offenbaren sich die schamanischen Praktiken der indigenen Völker. Hier wird Ayahuasca nicht als einfache Pflanze betrachtet, sondern als Brücke zu einer höheren Wirklichkeit. Die Shipibo-Conibo und die Ayahuasca-Mestizen führen noch heute Zeremonien durch, die nicht nur den Einzelnen, sondern die gesamte Gemeinschaft einbeziehen. Ayahuasca als Tor zu den spirituellen Dimensionen, als Mittel zur Kommunikation mit den Geistern der Natur. Die Pflanzenwelt wird zum Lehrer, und der Schamane ist der Vermittler zwischen der physischen und der spirituellen Welt. Diese Praktik der Schamanen des Amazonas wird im Grunde seit Jahrtausenden nahezu unverändert ausgeübt. Es geht darum, mit dem Übernatürlichen, Ahnen und Naturgeistern in Verbindung zu treten. Der Dschungel wird zu einem Klassenzimmer, in dem Schamanen mit den Geistern der Natur in Verbindung treten und Weisheiten für ihre Gemeinschaften erlangen.

**Psychedelische Pilze in Mexiko**

Psychedelische Pilze haben in Mexiko eine lange und reiche Geschichte, die bis in präkolumbianische Zeiten zurückreicht. Diese Pilze, oft als "Teonanácatl" bekannt, was in der Aztekensprache "Fleisch der Götter" bedeutet, wurden rituell von indigenen Kulturen wie den Azteken und den Maya konsumiert. Sie spielten eine bedeutende Rolle in religiösen Zeremonien und wurden als Werkzeug zur Kommunikation mit den Göttern und zur Erreichung spiritueller Erleuchtung angesehen.
Während der spanischen Kolonialisierung wurden psychedelische Pilze von den europäischen Missionaren verboten und als heidnischer Kult betrachtet. Dennoch überlebte ihr Gebrauch in einigen abgelegenen Regionen Mexikos und wurde von den Nachkommen indigener Völker weiter praktiziert. Insbesondere in den Bundesstaaten Chiapas und Oaxaca sind psychedelische Pilze noch heute in Ritualen im Gebrauch.

Die wohl wichtigste Person in Bezug auf psychedelische Pilze ist wohl María Sabina. María Sabina Magdalena García (22. Juli 1894 - 22. November 1985) war eine Mazatekische *"Sabia"* (weise Frau), Schamanin und Dichterin, die in Huautla de Jiménez lebte, einem Ort in der Sierra Mazateca im mexikanischen Bundesstaat Oaxaca im Süden Mexikos. Ihre heilenden Zeremonien mit den heiligen Pilzen, genannt "Veladas", trugen zur Popularisierung des indigenen mexikanischen rituellen Gebrauchs von entheogenen Pilzen bei westlichen Menschen bei, obwohl dies ganz und gar nicht ihre Absicht war. Ihr Großvater und Urgroßvater väterlicherseits waren ebenfalls Schamanen, die gemäß ihren Überzeugungen die Pilze nutzten, um mit Gott zu kommunizieren.

**Peyote in Nordamerika**

Weiter nördlich wird der Peyote-Kaktus bei den nordamerikanischen Plains-Indianern bereits seit Jahrhunderten als sakramentales Symbol verehrt. Auch bei diesem Urvolk steht nicht der individuelle Drang nach spiritueller Erfahrung im Vordergrund, sondern die Integration der Erfahrung in das soziale Gefüge. Die Peyote-Zeremonien, eingebettet in die Praxis der Native American Church, sind mehr als persönliche spirituelle Entfaltung. Sie sind kollektive Rituale, die die Gemeinschaft stärken und die Beziehung zu den spirituellen Ebenen vertiefen. Die Visionen, die während dieser Zeremonien erlebt werden, dienen nicht nur dem Einzelnen, sondern auch dem Wohl der Gesamtheit.

Der Peyote-Kaktus hat eine ebenso lange und tief verwurzelte kulturelle Geschichte bei anderen indigenen Völkern Nordamerikas, insbesondere den Huichol, Tarahumara und anderen Stämmen in Mexiko und den südwestlichen Vereinigten Staaten. Der Gebrauch von Peyote ist mit verschiedenen spirituellen Traditionen verbunden, die sich oft auf Visionen, Heilung und persönliche Offenbarungen konzentrieren. Während des 20. Jahrhunderts geriet der Peyote-Gebrauch in Konflikt mit westlichen Gesetzen und Normen, was zu Restriktionen und Verboten führte. Dennoch behielt der Peyote-Kaktus seine Bedeutung für indigene Gemeinschaften und wurde weiterhin als zentraler Bestandteil ihrer kulturellen Identität und spirituellen Praktiken verehrt. Heutzutage ist Peyote Gegenstand fortlaufender Debatten über den Schutz indigener Rechte, den Zugang zu traditionellen Medizinpraktiken und die Bewahrung kultureller Erbe.

Die Magie von Peyote-Erfahrungen, die durch Meskalin induziert werden, erfuhr insbesondere durch die Bücher von Carlos Castaneda und den Lehren seines Meisters "Don Juan" internationale Berühmtheit.

**Küken im alten Griechenland**
Psychedelische Substanzen sind geschichtlich aber nicht nur auf dem amerikanischen Kontinent vertreten. Auch im antiken Griechenland deuten die Mysterien von Eleusis eine faszinierende Verbindung zu psychedelischen Substanzen an. Die Initiierten, darunter Philosophen wie Platon, versammelten sich, um tiefe mystische Erfahrungen zu machen. Das "Kykeon", ein möglicherweise psychoaktives Getränk, spielte eine Rolle in diesen Initiationsriten, die nicht nur spirituelle, sondern auch gesellschaftliche Implikationen hatten. Die Eleusinischen Mysterien waren keine isolierten Rituale; sie waren in das kulturelle und soziale Gefüge eingewoben.

**Soma, Cannabis und Mohn in Asien**
Die kulturelle Geschichte psychedelischer Substanzen in Asien reicht Jahrtausende zurück und ist eng mit verschiedenen religiösen und spirituellen Traditionen verbunden. In Indien wurden psychedelische Substanzen wie "Soma" in den vedischen Texten erwähnt. Sie wurden für rituelle Zwecke verwendet und galten als göttliche Inspiration. In einigen Teilen Asiens, insbesondere in Zentralasien und im Himalaya, werden psychoaktive Pflanzen wie Cannabis und Mohn für rituelle und medizinische Zwecke genutzt. In einigen buddhistischen und hinduistischen Traditionen wurden psychedelische Substanzen als Mittel zur Erleuchtung und zur Erweiterung des Bewusstseins betrachtet. Trotz ihrer historischen Präsenz wurde der Gebrauch psychedelischer Substanzen in vielen asiatischen Ländern im Laufe der Zeit aufgrund sozialer und politischer Veränderungen eingeschränkt oder verboten.

**Stechapfel & Co.: Hexen in Europa**
Die kulturelle Geschichte psychedelischer Substanzen bei den Hexen in Europa ist ein faszinierendes und oft missverstandenes Thema. Während der sogenannten Hexenverfolgungen im Mittelalter und der Frühen Neuzeit wurden psychedelische Pflanzen wie Bilsenkraut, Tollkirsche und Stechapfel oft mit den Ritualen und Zaubereien von Hexen in Verbindung gebracht. Es wird vermutet, dass Hexen möglicherweise psychoaktive Substanzen bei ihren Ritualen verwendet haben, um visionäre Erfahrungen zu induzieren oder um in einen tranceähnlichen Zustand zu gelangen. Einige historische Berichte und Gerichtsakten deuten darauf hin, dass der Gebrauch solcher Substanzen als

Teil von Hexenritualen verfolgt und bestraft wurde. Dennoch bleiben die genauen Details über den Gebrauch psychedelischer Substanzen bei Hexen in Europa unklar und oft von Mythen und Legenden umgeben. In der modernen Zeit haben einige Forscher und Historiker begonnen, diese Aspekte genauer zu untersuchen und zu erforschen, um ein umfassenderes Verständnis der kulturellen und spirituellen Praktiken der Hexen in Europa zu gewinnen.

**Psychodelika in Europa heute**

Die moderne Welt erlebt eine Wiedergeburt dieser Verbindung von Psychedelika und Spiritualität. In klinischen Studien wird erforscht, wie Substanzen wie Psilocybin, MDMA und LSD nicht nur therapeutische, sondern auch tiefgreifende spirituelle Erfahrungen fördern können. Die Rückkehr zu psychedelischen Substanzen in einer kontrollierten und erforschten Umgebung eröffnet neue Perspektiven für die Verbindung von individueller spiritueller Suche und kollektiver spiritueller Entfaltung.

Diese Beispiele, aus unterschiedlichen Ecken der Welt und Epochen der Geschichte, zeigen uns eine verblüffende Konstanz im menschlichen Streben nach spiritueller Erfahrung. Die Verwendung psychedelischer Substanzen war kein bloßer Akt der Neugierde; sie war eine ernsthafte spirituelle Praxis, tief verwurzelt in den Werten und Überzeugungen der jeweiligen Kulturen.

Die Amazonas-Schamanen, die Plains-Indianer, die Initiierten von Eleusis, Hexen – sie alle suchten nach etwas, das über die Grenzen des Alltäglichen hinausging. Ihre Praktiken waren keine exotischen Anekdoten, sondern Ausdruck eines tiefen Bedürfnisses nach Verbindung, Erleuchtung und spiritueller Wahrheit. In diesen Ursprüngen finden wir eine gemeinsame Sehnsucht nach dem Unbekannten, nach dem Transzendenten, die sich in den Herzen der Menschen durch die Zeiten hindurch fortsetzt. Diese Erkundung der Ursprünge psychedelischer Substanzen lehrt uns nicht nur über die Vergangenheit, sondern bietet auch eine Linse, um die universelle menschliche Suche nach Sinn und Spiritualität zu verstehen. In der Vielfalt dieser kulturellen Ausdrucksformen erkennen wir die gemeinsame Essenz – das Streben nach einem tieferen Verständnis der Welt und unserer eigenen Existenz. In dieser universellen Suche haben psychedelische Substanzen als Schlüssel zu erweiterten Bewusstseinszuständen gedient, als Wegweiser zu einer inneren Welt, die über die Oberfläche des Alltags hinausgeht.

Diese geschichtlichen Hintergründe zeigen uns, wie psychedelische Substanzen ganz zentral in religiöse und spirituelle Erfahrungen unterschiedlicher Kulturen eingebettet waren. Die Verwendung psychedelischer Substanzen in spirituellen Praktiken ist also keine zeitgenössische Erscheinung; sie ist vielmehr tief in den Annalen der Menschheitsgeschichte verwurzelt. Die Praktiken sind keine isolierten Rituale, sondern durchdringen die Gewebe unterschiedlichster Kulturen und Glaubenssysteme. Wenn wir uns diesen Praktiken nähern, entfaltet sich vor uns ein reiches Mosaik spiritueller Erfahrungen, das von der Suche nach Erleuchtung bis zur Vertiefung kollektiver Bindungen reicht.

Die Schamanen, die spirituellen Vermittler zwischen der physischen und spirituellen Welt, sind die wohl größten Meister dieser Praktiken. Ihre Reisen in andere Bewusstseinszustände werden sehr häufig durch den Einsatz von psychedelischen Pflanzen eingeleitet. Die Pflanze bzw. Medizin dient dabei nicht nur als Werkzeug, sondern auch als Lehrer. Es ist die Medizin, die dem Schamanen ermöglicht, mit dessen ureigenen spirituellen Wissen und innerer Heilkraft in Verbindung zu treten. Schließlich sind psychedelische Reisen niemals Reisen in das Außen, sondern stets Reisen in die innersten Gefilde unseres Bewusstseins und unserer Emotionen. Schamanische Reisen sind niemals egozentrischer Trip, sondern spirituelle Pflicht, um Harmonie und Heilung für die Gemeinschaft zu erreichen.

# Teil II: Psychedelika in Medizin und wissenschaftlicher Forschung

Die Wiederentdeckung von psychedelischen Substanzen hat in der wissenschaftlichen Forschung erneut eine Ära eingeleitet, in der die medizinischen Potenziale psychedelischer Substanzen im Mittelpunkt stehen. Ich finde es sehr spannend, dass bereits in den 50er und 60er Jahren sehr Erfolg versprechende Studien durchgeführt wurden. In der Mitte des 20. Jahrhunderts begann die wissenschaftliche Gemeinschaft, das therapeutische Potenzial dieser Substanzen zu erkunden, bevor die Forschung in den 1970er Jahren weitgehend zum Erliegen kam. Die Forschungsergebnisse hatten jedoch durch das Verbot im Rahmen des sogenannten "War on Drugs" für die Praxis keine Durchschlagskraft mehr und gerieten daher auch in der wissenschaftlichen Betrachtung im letzten halben Jahrhundert zunehmend in Vergessenheit. In diesem Schatten der Stigmatisierung, der Verbotspolitik und der einhergehenden kulturellen Vorurteile, erleben Psychedelika - nicht zuletzt durch die Wiederaufnahme von wissenschaftlicher Erforschung - eine Wiederbelebung. Nahezu jede Studie zeigt mit hoher Signifikanz, dass es sich um vielversprechende Instrumente für die Behandlung verschiedener psychischer Erkrankungen handelt.

Dieses Kapitel soll daher die Welt des medizinischen Nutzens und der aufblühenden Forschung einführen. Psychedelika haben das Potenzial, die Art und Weise zu revolutionieren, wie wir psychische Gesundheit verstehen und behandeln. Von der Anwendung bei spezifischen wie generalisierten Angststörungen bis zur Bewältigung von Depressionen und posttraumatischen Belastungsstörungen – die Erforschung des medizinischen Nutzens psychedelischer Substanzen öffnet neue Horizonte in der psychischen Gesundheitsversorgung. Wissenschaftliche Forschung hat dazu beigetragen, das Image psychedelischer Substanzen in der breiten Öffentlichkeit sukzessive zu verändern. Der Konsum von Psychedelika kann schließlich nur schwer in eine Art alltägliche "Drogenkultur" eingebaut werden. Gerade verantwortliche und selbstreflektierte Personen nutzen sie zunehmend für spirituelle Erkenntnisse und einer nicht selten angsteinflößenden Reise in das eigene Bewusstsein mit dem Ziel der Heilung von Körper, Geist und Seele.

# Chemische Struktur und neurochemische Wirkweise

Nachdem wir uns mit dem kulturellen Hintergrund vertraut gemacht haben, ist es an der Zeit, die biochemische Zusammensetzung und dadurch induzierte Wirkweise besser zu verstehen. Gerade uns "Kopfmenschen" im Westen kann dieses Verständnis dabei helfen, durch Psychedelika ausgelöste therapeutische sowie spirituelle Erfahrungen aus wissenschaftlicher Sicht zu erklären.

Psychedelische Substanzen, die das Gewebe der Realität verändern, sind das Produkt komplexer molekularer Arrangements. Die "Schlüsselakteure" in der Welt der Psychedelika – sei es LSD, Psilocybin, DMT oder Meskalin – teilen eine gemeinsame chemische Basis. Diese Moleküle, die sich oft subtil unterscheiden, interagieren auf faszinierende Weise mit den neuronalen Systemen des menschlichen Gehirns. Setzen wir uns mit den molekularen Strukturen auseinander, öffnet sich das Fenster zu den Mechanismen, die ihre bewusstseinsverändernden Effekte vermitteln. Dieses Kapitel wird die Bausteine dieser Substanzen analysieren und ihre Wechselwirkungen auf neurochemischer Ebene beleuchten. Ich selbst finde überaus spannend, dass sich die grundlegende Wirkweise der verschiedenen psychedelischen Substanzen wie LSD, Psilocybin, DMT oder Meskalin - alle mit unterschiedlichen molekularen Strukturen ausgestattet - aus neurobiologischer Sicht dennoch ähnlich ist. Der Prozess, der bei LSD ausgelöst wird, ist somit auch auf die anderen Substanzen übertragbar (und wird dort daher nur kurz angerissen). Im biochemischen Zentrum stehen dabei die sogenannten 5-HT2A-Rezeptoren.

# Serotonin, DMN und Neuroplastizität

**1. Serotoninrezeptoren und Neurotransmitterregulation**
5-HT2A-Rezeptoren sind eine Untergruppe der Serotonin-Rezeptoren, die im zentralen Nervensystem des Menschen angesiedelt sind. Diese Rezeptoren sind hoch spezifisch für den Neurotransmitter Serotonin und spielen eine entscheidende Rolle bei der Regulierung verschiedener physiologischer Prozesse und Verhaltensweisen, darunter die Wahrnehmung, die Stimmung, das Gedächtnis und das Bewusstsein. 5-HT2A-Rezeptoren sind auch an der Entstehung von psychiatrischen Erkrankungen wie Depressionen, Angststörungen und Schizophrenie beteiligt. Sie stehen daher im Fokus der Pharmakologie und der Entwicklung von Medikamenten zur Behandlung dieser Störungen.

Das klassische Beispiel dieser Medikamente sind die sogenannten "Antidepressiva". Auch ich konnte damit schon meine Erfahrungen machen. Antidepressiva setzen in der Regel auf die Klasse der *Selektiven Serotonin-Wiederaufnahmehemmer (SSRI)* setzen. Diese erhöhen die Verfügbarkeit von Serotonin im Gehirn, indem sie die Wiederaufnahme des Neurotransmitters durch Nervenzellen blockieren. Beispiele für SSRI sind Citalopram, Fluoxetin (Prozac), Sertralin (Zoloft) und Escitalopram (Lexapro). Dabei ist jedoch überaus spannend, dass es wissenschaftliche Studien zu Antidepressiva mit Placebo-Kontrollgruppen gibt, die keine statistische Relevanz der Wirkung bestätigen. Das heißt, es ist bei der Einnahme von Antidepressiva sehr viel wichtiger, sich dessen bewusst zu sein und mit einer Wirkung zu rechnen (Placebo), als dass tatsächlich ein signifikanter Unterschied bestätigt werden kann. Ich selbst könnte mir vorstellen, dass dies mit der sogenannten Toleranz zu tun hat, die auch bei der regelmäßigen Einnahme von Psychedelika (z.B. im Rahmen von Microdosing) eine wichtige Rolle spielt. Mehr dazu später. Blicken wir zuvor noch etwas tiefer ins biochemische Detail.

**2. Default Mode Network (DMN) und Ego-Auflösung**
Darüber hinaus legen neuere Forschungen nahe, dass psychedelische Substanzen das Default Mode Network (DMN) im Gehirn beeinflussen. Das DMN ist ein Netzwerk von Gehirnregionen, das besonders aktiv ist, wenn der Geist in Ruhe ist und sich auf die interne Verarbeitung von Gedanken und das Konzept des Selbst konzentriert.

Psychedelika scheinen die Aktivität des DMN zu reduzieren, was zu einer temporären Auflösung des normalen Gefühls des Selbst oder des Egos führen kann. Dieser Effekt kann als entscheidend für die intensiven, oft transformativen Erfahrungen angesehen werden, die viele Menschen während psychedelischer Erfahrungsreisen erleben.

**3. Neuroplastizität und Veränderungen im Gehirn**

Studien deuten außerdem darauf hin, dass psychedelische Substanzen die Neuroplastizität erhöhen können. Unter Neuroplastizität versteht man die Fähigkeit des Gehirns, sich zu verändern und anzupassen, indem es neue neuronale Verbindungen bildet, bestehende verstärkt oder abschwächt und in einigen Fällen sogar Neuronen neu organisiert. Diese Kapazität ist grundlegend für Lernprozesse, das Gedächtnis, die Erholung von Gehirnverletzungen sowie die Anpassung an neue Erfahrungen, Umgebungen oder Veränderungen im Körper. Neuroplastizität umfasst zwei Hauptarten: strukturelle Plastizität, die Veränderungen in der physischen Struktur des Gehirns betrifft, und funktionelle Plastizität, die sich auf die Veränderung der Gehirnfunktion bezieht. Insbesondere Psilocybin wurde mit einer verstärkten Bildung neuer synaptischer Verbindungen und einer verbesserten Kommunikation zwischen Gehirnregionen in Verbindung gebracht. Ich finde besonders wichtig zu betonen, dass sich die Neuroplastizität im Lebensverlauf deutlich verändert. Sehen wir uns die Neuroplastizität in den wichtigsten Lebensphasen an:

- **Frühe Entwicklung**: In der Kindheit und Jugend ist das Gehirn besonders plastisch. Während dieser Zeit bilden und reorganisieren sich neuronale Verbindungen schnell in Reaktion auf Lernerfahrungen. Diese Phase ist entscheidend für die Entwicklung sensorischer Fähigkeiten, Sprache und höherer kognitiver Funktionen. Wir können wohl nie wieder so schnell, einfach und spielerisch lernen, wie dies im Kindesalter möglich war.
- **Erwachsenenalter**: Obwohl lange Zeit angenommen wurde, dass das erwachsene Gehirn eine wesentlich geringere Plastizität aufweist, zeigen neuere Forschungen, dass auch das Gehirn Erwachsener durchgehend fähig ist, sich zu verändern. Diese Veränderungen sind zwar nicht so rasch und umfassend wie im Kindesalter, doch Lernen, Übung und bestimmte Erfahrungen (wie Meditation, körperliche Aktivität und sogar die Exposition

gegenüber neuen Umgebungen) können die neuronale Plastizität im Erwachsenenalter fördern.

- **Alter**: Mit zunehmendem Alter nimmt die Neuroplastizität tendenziell ab, was Teil des natürlichen Alterungsprozesses ist. Diese Abnahme kann die Lernfähigkeit und Gedächtnisfunktion beeinträchtigen und zu einer langsameren Erholung von Gehirnverletzungen führen. Allerdings legen Studien nahe, dass regelmäßige geistige und körperliche Aktivität die Neuroplastizität auch im höheren Alter unterstützen und dem Abbau entgegenwirken kann. Vielleicht erklärt die abnehmende Neuroplastizität auch den sogenannten "Altersstarrsinn" und könnte mithilfe psychedelischer Erfahrungsreisen gelindert werden bzw. einen neuen Impuls erfahren.

Diese neuroplastischen Effekte könnten erklären, warum psychedelische Erfahrungen manchmal mit langfristigen Veränderungen im Denken, der Persönlichkeit und der mentalen Gesundheit einhergehen.

**4. Entzündungshemmende Wirkung**

Einige psychedelische Substanzen, darunter Psilocybin, wurden mit entzündungshemmenden Effekten in Verbindung gebracht. Entzündungen im Gehirn werden oft mit verschiedenen psychischen Erkrankungen, einschließlich Depressionen, in Verbindung gebracht. Die entzündungshemmenden Eigenschaften könnten daher zu den antidepressiven Wirkungen von psychedelischen Substanzen beitragen.

**5. Emotionsverarbeitung und Therapieeffekte**

Psychedelika können tiefe Emotionen und traumatische Erinnerungen ans Licht bringen. Durch die erhöhte Plastizität des Gehirns während der psychedelischen Erfahrung könnten Menschen besser in der Lage sein, diese Emotionen zu verarbeiten und zu integrieren. Dies bildet die Grundlage für die vielversprechende Anwendung von Psychedelika in der Psychotherapie, insbesondere bei der Behandlung von PTSD, Depression und Angststörungen.

Die Wirkung von psychedelischen Substanzen auf das Gehirn ist äußerst komplex und vielschichtig. Die Interaktion mit Serotoninrezeptoren, die Modulation des Default Mode Network, die Förderung der Neuroplastizität und entzündungshemmende Eigenschaften sind jedoch die zentralen Mechanismen, die zu den Effekten beitragen.

# LSD

Mit diesem Hintergrundwissen können wir die Wirkungsweise von LSD (Lysergsäurediethylamid), einer der bekanntesten psychedelischen Verbindungen, sehr viel besser verstehen. Die chemische Struktur von LSD basiert auf Ergotamin, einem Alkaloid, das in Mutterkornpilzen vorkommt. Durch gezielte chemische Veränderungen entsteht LSD, dessen Struktur stark dem Neurotransmitter Serotonin ähnelt. Dies ermöglicht LSD, an Serotoninrezeptoren im Gehirn anzudocken und so seine psychedelischen Effekte zu entfalten. Was passiert genau im Gehirn?

1. **Serotonin-Rezeptorenbindung**: aufgrund der strukturellen Ähnlichkeit von LSD mit dem Neurotransmitter Serotonin, bindet es sich an eine Vielzahl von Serotonin-Rezeptoren im Gehirn, insbesondere an die 5-HT2A-Rezeptoren. Also die entscheidenden Rezeptoren für Wahrnehmung, Stimmung und Bewusstsein.
2. **Aktivierung von 5-HT2A-Rezeptoren**: Durch die Bindung an die 5-HT2A-Rezeptoren aktiviert LSD diese Rezeptoren und löst eine veränderte Signalübertragung im Gehirn aus. Dies führt zu einer erhöhten Freisetzung von anderen Neurotransmittern wie Dopamin, Noradrenalin und Glutamat.
3. **Veränderte neuronale Aktivität**: Die Aktivierung der 5-HT2A-Rezeptoren durch LSD führt zu veränderten Mustern der neuronalen Aktivität in verschiedenen Gehirnregionen, insbesondere in Bereichen, die mit der Wahrnehmung und den höheren kognitiven Funktionen verbunden sind. Dies kann zu den charakteristischen halluzinogenen Effekten von LSD führen, wie visuellen und auditiven Verzerrungen, verändertem Zeitempfinden und einem veränderten Gefühl von Identität und Selbst.
4. **Modulation des Default Mode Network (DMN)**: Ähnlich wie bei anderen halluzinogenen Substanzen kann LSD das Default Mode Network (DMN) beeinflussen. Es wird angenommen, dass LSD vorübergehend die Aktivität des DMN hemmt oder verändert, was zu einem Gefühl der Entgrenzung des Selbst und einem gesteigerten Gefühl der Verbundenheit mit der Umgebung führen kann.

# Psilocybin

Psilocybin ist die bewusstseinsverändernde Substanz der "Halluzinogenen Pilze" (Magic Mushrooms). Die biochemische Struktur von Psilocybin ähnelt der des Neurotransmitters Serotonin und wird vom Körper zu Psilocin metabolisiert, das die eigentliche psychoaktive Substanz ist. Psilocybin gehört zur Gruppe der Tryptamine und hat eine ähnliche Struktur wie Serotonin. Es besteht aus einem Indolring, einem Ethylamin-Substituenten und einem Phosphatmolekül. Diese Struktur ermöglicht es Psilocybin, an Serotonin-Rezeptoren im Gehirn zu binden.

Psilocybin bindet hauptsächlich an verschiedene Serotonin-Rezeptoren im Gehirn, insbesondere an die 5-HT2A-Rezeptoren, aber auch an 5-HT1A oder 5-HT2C (im Gegensatz zu Meskalin). Durch diese Bindung moduliert Psilocybin die Aktivität dieser Rezeptoren und verändert die neuronale Signalübertragung. Diese Veränderungen können zu den charakteristischen halluzinogenen Wirkungen von Psilocybin führen, wie intensiven visuellen und sensorischen Halluzinationen, verändertem Zeitempfinden und einem gesteigerten Bewusstsein für sich selbst und die Umgebung.

# DMT

Dimethyltryptamin oder DMT kommt in Pflanzen wie der "Ayahuasca-Liane" vor. Die Struktur von DMT ist der von Psilocybin ähnlich, löst aber in der Regel deutlich intensivere Erfahrungen aus. DMT wirkt ebenfalls durch die Bindung an verschiedene Serotonin-Rezeptoren im Gehirn, insbesondere aber an 5-HT2A. DMT beeinflusst in der Regel auch das Default Mode Network (DMN) des Gehirns. Dem Netzwerk von Gehirnregionen, das mit der Selbstreflexion, dem Grübeln und der autobiografischen Erinnerung verbunden ist. DMT führt ebenfalls zu einer erhöhten Freisetzung von verschiedenen Neurotransmittern wie Serotonin, Dopamin und Glutamat, die an der Signalübertragung zwischen den Nervenzellen beteiligt sind.

Dabei ist besonders spannend, dass DMT auch endogen im menschlichen Körper vorhanden ist. Es wird vermutet, dass DMT in der Zirbeldrüse produziert wird und wahrscheinlich an verschiedenen physiologischen Prozessen beteiligt ist, einschließlich Träumen und Nahtod- bzw. außerkörperlichen Erfahrungen.

# Meskalin

Meskalin ist das Hauptalkaloid im Peyote-Kaktus, aber auch – jedoch in geringerer Konzentration, im San Pedro Kaktus (eher in den Regionen Perus zu finden). Die Struktur von Meskalin ist der von Adrenalin ähnlich, das eine zentrale Rolle als Hormon und Neurotransmitter bei der Regulation von Herzfrequenz, Blutdruck und Stressreaktionen spielt. Auch die psychedelischen Effekte von Meskalin werden durch die Aktivierung von Serotoninrezeptoren im Gehirn erzeugt. Meskalin bindet jedoch fast ausschließlich an die 5-HT2A-Rezeptoren (nicht wie Psilocybin oder DMT auch an verstärkt 5-HT1A oder 5-HT2C). Diese Unterschiede im Bindungsprofil führen zu unterschiedlichen Wirkungen und Erfahrungen während des Konsums, die oft als visionär und mystisch beschrieben werden.

# MDMA

MDMA (3,4-Methylendioxy-N-methylamphetamin) ist eine psychoaktive Substanz, die für ihre einzigartigen psychotropen Effekte bekannt ist, darunter Euphorie, gesteigertes Empfinden von Nähe und Verbundenheit sowie eine erhöhte Empathie. Die Wirkweise von MDMA im Gehirn ist vielschichtig und betrifft mehrere Neurotransmittersysteme.

- **Serotonin**: MDMA erhöht, wie die anderen psychedelischen Substanzen, die Freisetzung von Serotonin aus den synaptischen Vesikeln ins synaptische Spalt.
- **Dopamin und Noradrenalin**: Neben Serotonin stimuliert MDMA auch die Freisetzung von Dopamin und Noradrenalin. Diese Neurotransmitter spielen eine Rolle bei der Steigerung der Energie, der Erhöhung der Wachsamkeit und des Antriebs sowie bei der Vermittlung des Belohnungsgefühls, was die euphorischen Effekte von MDMA teilweise erklärt.

MDMA hemmt die Wiederaufnahme von Serotonin, Dopamin und Noradrenalin in die Neuronen. Dieser Mechanismus erhöht die Konzentration dieser Neurotransmitter im synaptischen Spalt und verstärkt deren Wirkung auf die post-synaptischen Rezeptoren. MDMA wirkt somit direkt auf verschiedene Rezeptoren im Gehirn, darunter serotonerge, dopaminerge und noradrenerge Rezeptoren.

**Freisetzung von Hormonen**

MDMA induziert darüber hinaus aber auch die Freisetzung verschiedener Hormone, darunter Oxytocin, das oft als "Bindungshormon" bezeichnet wird. Oxytocin fördert Gefühle von Vertrauen und Verbundenheit, was erklärt, warum MDMA-Nutzer oft eine erhöhte emotionale und soziale Verbundenheit fühlen.

Wir sehen also, dass es insbesondere die Wechselwirkung mit den Neurotransmitter-Systemen im Gehirn, insbesondere dem Serotoninsystem, ist, die für die psychedelischen Effekte sorgt. Die Ergründung der chemischen Struktur der wichtigsten psychedelischen Substanzen erweitert dabei nicht nur unser wissenschaftliches Verständnis, sondern wirft auch Fragen über die

Natur des Bewusstseins auf. In den kleinen, scheinbar unscheinbaren Molekülen liegt eine große Kraft, die das Gewebe der Realität auf eine Weise webt, die jenseits der Grenzen unseres täglichen Verständnisses liegt.

# Therapeutisches Potenzial bei PTBS, Depression und Angststörungen

Die Verwendung von Psychedelika in der Psychotherapie erfolgt in sorgfältig gestalteten, begleiteten Sitzungen, die darauf abzielen, eine unterstützende Umgebung für die Erfahrung zu schaffen. Psilocybin, das in halluzinogenen Pilzen vorkommt, hat in klinischen Studien vielversprechende Ergebnisse bei der Behandlung von Depressionen und Angststörungen gezeigt. Die psychedelische Erfahrung unter Psilocybin-Einfluss kann tiefgreifende emotionale Entladungen ermöglichen und den Weg für eine tiefere Selbsterkenntnis ebnen. Ein weiteres herausragendes Beispiel ist die Verwendung von MDMA in der Traumatherapie. Klinische Studien haben gezeigt, dass MDMA in begleiteten Sitzungen dazu beitragen kann, traumatische Erinnerungen zu verarbeiten und das Vertrauen zwischen Therapeuten und Patienten zu stärken. Die entspannende und Empathie fördernde Wirkung von MDMA schafft einen Raum, in dem tiefsitzende Ängste und Blockaden aufgelöst werden können.

Psychotherapie mit Psychedelika bedeutet jedoch nicht nur die Einnahme einer Substanz, sondern auch die Integration der gewonnenen Erkenntnisse in das tägliche Leben. Die post-psychedelische Integration, die oft psychotherapeutische Unterstützung und Reflexion beinhaltet, spielt eine entscheidende Rolle bei der Maximierung der langfristigen therapeutischen Vorteile. Psychische Erkrankungen wie posttraumatische Belastungsstörung (PTSD), Depression und Angststörungen stellen eine erhebliche Herausforderung für die moderne Psychiatrie dar. Trotz der Fortschritte in der pharmakologischen und psychotherapeutischen Behandlung bleiben viele Menschen mit diesen Erkrankungen unzureichend versorgt. In den letzten Jahren hat die Erforschung von psychedelischen Substanzen jedoch eine vielversprechende Perspektive eröffnet, indem sie transformative Behandlungsansätze für diese häufig auftretenden Erkrankungen vorstellt. In diesem Kapitel werden wir die verschiedenen Verbindungen zwischen dem Gebrauch von Psychedelika und der mentalen Gesundheit beleuchten, wobei der Fokus auf potenziell therapeutischen Anwendungen und Herausforderungen liegt.

## 1. Therapeutisches Potenzial bei unterschiedlichen Erkrankungen

**a. Depression:** Zahlreiche Studien weisen darauf hin, dass psychedelische Substanzen, insbesondere Psilocybin und MDMA, positive Auswirkungen auf Menschen mit Depressionen haben können. Diese Effekte könnten auf die Beeinflussung von Gehirnregionen zurückzuführen sein, die mit emotionaler Verarbeitung und Angst verbunden sind. Depressionen gehören zu den häufigsten psychischen Erkrankungen weltweit, und herkömmliche Behandlungsansätze wie Antidepressiva und Psychotherapie sind nicht für alle Patienten wirksam. Wenngleich die Kognitive Verhaltenstherapie gegenüber der klassischen Gesprächstherapie deutlich bessere Ergebnisse erzielt, löst sie dennoch häufig nicht das Grundproblem (von dem ich auch ein Lied singen kann). Man muss sich überwinden und gerade die eingefahrenen Denk- und Verhaltensmuster *während* einer depressiven Episode in Frage zu stellen ist Betroffenen nicht selten unmöglich. Psychedelische Substanzen, insbesondere Psilocybin, zeigen jedoch vielversprechende Ergebnisse in der Behandlung von Depressionen. In klinischen Studien wurden Patienten mit schweren Depressionen Psilocybin unter begleiteter therapeutischer Aufsicht verabreicht. Die psychedelische Erfahrung ermöglicht es den Patienten, tief in ihre Emotionen einzutauchen und tiefliegende Ursachen für ihre Depression zu erkunden. Die Effekte können langanhaltend sein, wobei viele Patienten von anhaltenden Verbesserungen in der Stimmung und Lebensqualität berichten.

Die Wirkungsweise von Psilocybin bei der Behandlung von Depressionen ist komplex und noch nicht vollständig verstanden. Es wird angenommen, dass die Substanz die neuronalen Verbindungen im Gehirn neu ordnet und emotionale Verarbeitungsprozesse beeinflusst. Die therapeutische Verwendung von Psilocybin unterliegt strengen Sicherheitsprotokollen und findet in kontrollierten Umgebungen statt, um das Potenzial für negative Erfahrungen zu minimieren. Mehr dazu auch später im Praxisteil, wenn wir uns die zentralen Faktoren Set und Setting ansehen.

**b. Angststörungen:**
Psychedelika zeigen auch vielversprechende Ansätze für die Behandlung von verschiedenen Angststörungen. Angststörungen sind vielfältig. Von der

generalisierten Angststörung über die soziale Angststörung (bzw. soziale Phobie) bis hin zu spezielleren Angststörungen wie der Agoraphobie (Angst in Menschenmengen) oder der Phobie vor z.B. Spinnen. Die Angstlindernde Wirkung von Psilocybin und MDMA wurde in verschiedenen Studien dokumentiert. Diese Substanzen können dazu beitragen, festgefahrene Denkmuster aufzubrechen und die Angstschwelle zu verringern. In der Behandlung von sozialen Angststörungen hat MDMA gezeigt, dass es die Empathie fördert und soziale Ängste reduziert. In begleiteten Therapiesitzungen ermöglicht es MDMA den Patienten, tiefgreifende Verbindungen zu anderen Menschen herzustellen und die soziale Interaktion auf eine positive Weise neu zu bewerten.

Die psychedelische Erfahrung kann auch bei der Behandlung von generalisierten Angststörungen wirksam sein. Psilocybin kann dazu beitragen, persistierende Ängste zu durchbrechen und den Patienten eine neue Perspektive auf ihre Ängste zu ermöglichen.

**c. Posttraumatische Belastungsstörung (PTBS):** MDMA-assistierte Psychotherapie hat vielversprechende Ergebnisse in der Behandlung von PTSD gezeigt. Die erleichternde Wirkung von MDMA ermöglicht es den Betroffenen, sich den traumatischen Erlebnissen auf eine Weise zu nähern, die in einer konventionellen Therapie oft schwer zu erreichen ist. Die Behandlung von PTSD mit Psychedelika hat in der wissenschaftlichen Gemeinschaft und der klinischen Praxis erhebliches Interesse geweckt. Klassische psychedelische Substanzen wie MDMA haben sich als besonders vielversprechend erwiesen. In begleiteten Therapiesitzungen kann MDMA dazu beitragen, die emotionale Widerstandsfähigkeit zu erhöhen und traumatische Erinnerungen zu verarbeiten. Die euphorische und Empathie fördernde Wirkung von MDMA schafft wie zu Beginn des Kapitels erwähnt, die Möglichkeit, dass Patienten ihre traumatischen Erfahrungen ohne überwältigende Angst reflektieren können.

Studien haben gezeigt, dass die Verwendung von MDMA in der Therapie von PTSD-Patienten zu anhaltenden Verbesserungen in der Symptomatik führen kann. Die Substanz fördert nicht nur die Offenheit gegenüber schmerzhaften Erinnerungen, sondern stärkt auch das therapeutische Bündnis zwischen Patienten und Therapeuten.

**d. Suchterkrankungen:** Studien deuten darauf hin, dass psychedelische Therapie außerdem positive Ergebnisse bei der Behandlung von Suchterkrankungen, einschließlich Alkohol- und Tabakabhängigkeit, erzielen kann. Dabei muss nicht immer ein tiefer Erkenntnisprozess einhergehen. Ich selbst habe Menschen gesehen, die mit einer ganz anderen Intention in ihre psychedelische Erfahrung gegangen sind und im Anschluss nachhaltig von ihrer Suchterkrankung geheilt waren. Nichtsdestotrotz kann der tiefe Einblick in persönliche Muster und die Förderung von Selbstreflexion dazu beitragen, die zugrunde liegenden Ursachen von Suchtverhalten zu verstehen und zu überwinden. Ich finde es aber wichtig herauszustellen, dass es nicht immer ein intensiver Prozess sein muss, der die Heilung anstößt. Nicht selten, auch ich habe das bei mir erlebt, stellen sich Tage und Wochen nach der psychedelischen Erfahrung positive Sekundäreffekte ein, die man ursprünglich in der Therapie gar nicht adressiert hatte, sich aber dennoch lösen. Ich bin davon überzeugt, dass dies insbesondere mit der neugewonnenen Neuroplastizität des Gehirns zu tun hat und der bewusste Verstand diese Neuordnung häufig erst lange nach der Erfahrung realisiert.

Psychedelische Erfahrungen werden oft mit einer gesteigerten Lebensqualität und einem gesteigerten Sinn für Achtsamkeit in Verbindung gebracht. Menschen berichten von einer verbesserten Wertschätzung für das Leben, einer gestärkten Verbindung zur Natur und einer tieferen Empathie für sich selbst und andere. Diese positiven Veränderungen könnten langfristig zu einem stabilen emotionalen Wohlbefinden beitragen. Die Verbindungen zwischen psychedelischen Substanzen und der mentalen Gesundheit sind jedoch überaus vielfältig und komplex. Während diese Substanzen vielversprechende therapeutische Ergebnisse zeigen, ist es wichtig, die Risiken zu berücksichtigen und die Integration in die psychologische Praxis sorgfältig zu gestalten.

# 12 bedeutende klinische Studien und ihre Ergebnisse

Die Wiederentdeckung von psychedelischen Substanzen in der modernen Medizin hat zu einem Anstieg klinischer Studien geführt, die darauf abzielen, ihre therapeutischen Potenziale zu verstehen. Nachdem wir uns im vorherigen Kapitel einige der positiven Effekte bei den klassischen psychischen Erkrankungen nähern angesehen haben, möchte ich in diesem Kapitel einige der wegweisende Studien und ihre Ergebnisse vorstellen. Viele der Studien untermauern die im vorherigen Kapitel angeführten Therapieerfolge und belegen die wissenschaftlichen Quellen.

**1. MAPS Studie zu MDMA-assistierter Therapie bei PTSD (Phase 2)**
Die Multisite-Studie Phase 2 der Multidisciplinary Association for Psychedelic Studies (MAPS) untersuchte die Anwendung von MDMA-assistierter Psychotherapie bei Patienten mit posttraumatischer Belastungsstörung (PTSD). Die Ergebnisse, veröffentlicht in "Journal of Psychopharmacology" im Jahr 2013, zeigten, dass die Gruppe, die MDMA erhielt, signifikante Verbesserungen in den PTSD-Symptomen verzeichnete, wobei viele Teilnehmer sogar nach Abschluss der Studie weiterhin positive Ergebnisse zeigten.

*Quelle: Mithoefer, M. C., Wagner, M. T., Mithoefer, A. T., Jerome, L., & Doblin, R. (2013). The safety and efficacy of {+/-}3, 4-methylenedioxymethamphetamine-assisted psychotherapy in subjects with chronic, treatment-resistant posttraumatic stress disorder: the first randomized controlled pilot study. Journal of Psychopharmacology, 27(1), 40-52.*

**2. MDMA-assistierte Therapie bei PTSD (Phase 3)**
Die Erforschung von MDMA als therapeutisches Instrument für die Behandlung von posttraumatischen Belastungsstörungen (PTSD) hat in den letzten Jahren große Aufmerksamkeit erregt. Die Multisite-Studie MAPS (Multidisciplinary Association for Psychedelic Studies) Phase 3, veröffentlicht in "Nature Medicine" im Jahr 2021, zeigte, dass MDMA-assistierte

Psychotherapie zu einer signifikanten Verringerung der PTSD-Symptome führte. Patienten, die MDMA erhielten, zeigten eine höhere Rate an klinischer Reaktion im Vergleich zu Placebo.

*Quelle: Mitchell, J. M., Bogenschutz, M., Lilienstein, A., Harrison, C., Kleiman, S., Parker-Guilbert, K., ... & Emerson, A. (2021). MDMA-assisted therapy for severe PTSD: A randomized, double-blind, placebo-controlled phase 3 study. Nature Medicine, 27(6), 1025-1033.*

**3. Johns Hopkins Psilocybin-Studie zu spirituellen Erfahrungen**
Eine bahnbrechende Studie der Johns Hopkins University, veröffentlicht in "Psychopharmacology" im Jahr 2006, erforschte die Wirkung von Psilocybin auf spirituelle Erfahrungen. Die Ergebnisse zeigten, dass die Mehrheit der Teilnehmer tiefe und persönlich bedeutsame spirituelle Erlebnisse hatte. Nicht wenige der Probanden erlebten die Erfahrung als eine der drei tiefgreifendsten spirituellen Erlebnisse ihres Lebens. Dies untermauerte die Idee, dass psychedelische Substanzen tiefe Veränderungen im Denken und Bewusstsein hervorrufen können, die als spirituell wahrgenommen werden.

*Quelle: Griffiths, R. R., Richards, W. A., McCann, U., & Jesse, R. (2006). Psilocybin can occasion mystical-type experiences having substantial and sustained personal meaning and spiritual significance. Psychopharmacology, 187(3), 268-283.*

**4. Johns Hopkins Studie zu Psilocybin und Tabakrauchen**
In einer weiteren Studie der Johns Hopkins University, veröffentlicht in "Journal of Psychopharmacology" im Jahr 2014, wurde untersucht, wie Psilocybin Raucherentwöhnung beeinflusst. Die Ergebnisse zeigten, dass Psilocybin-basierte Therapiesitzungen zu einer signifikanten Verbesserung der Erfolgsraten bei der Raucherentwöhnung führten. Dies legte nahe, dass psychedelische Erfahrungen dazu beitragen können, ungesunde Verhaltensweisen zu überwinden.

*Quelle: Johnson, M. W., Garcia-Romeu, A., Cosimano, M. P., & Griffiths, R. R. (2014). Pilot study of the 5-HT2AR agonist psilocybin in the treatment of tobacco addiction. Journal of Psychopharmacology, 28(11), 983-992.*

**5. Psilocybin-Studie zu existenziellen Ängsten bei Krebspatienten**
Eine weitere Studie der New York University, veröffentlicht in "PLOS ONE" im Jahr 2016, fokussierte sich auf Psilocybin und dessen Auswirkungen auf existenzielle Ängste bei Patienten mit lebensbedrohlichem Krebs. Die Ergebnisse zeigten, dass Psilocybin eine starke Verringerung der existenziellen Ängste und eine verbesserte Lebensqualität bewirkte, was auf das Potenzial von psychedelischer Therapie bei schweren Erkrankungen hinweist.

*Quelle: Ross, S., Bossis, A., Guss, J., Agin-Liebes, G., Malone, T., Cohen, B., ... & Schmidt, B. L. (2016). Rapid and sustained symptom reduction following psilocybin treatment for anxiety and depression in patients with life-threatening cancer: A randomized controlled trial. PLOS ONE, 11(6), e0156553.*

**6. Johns Hopkins Psilocybin-Studie zu depressiven Störungen**
Die Johns Hopkins University führte eine weitere maßgebliche Studie durch, die in "Journal of Psychopharmacology" im Jahr 2016 veröffentlicht wurde. Diese Studie konzentrierte sich auf die Anwendung von Psilocybin bei Patienten mit lebensbedrohlichen Krankheiten und Depressionen. Die Ergebnisse zeigten eine dramatische Reduktion der depressiven Symptome und eine verbesserte Lebensqualität, was auf das therapeutische Potenzial von Psilocybin bei der Behandlung von Depressionen hinweist.

*Quelle: Griffiths, R. R., Johnson, M. W., Richards, W. A., Richards, B. D., McCann, U., & Jesse, R. (2016). Psilocybin produces substantial and sustained decreases in depression and anxiety in patients with life-threatening cancer: A randomized double-blind trial. Journal of Psychopharmacology, 30(12), 1181-1197.*

**7. Ketamin bei therapieresistenter Depression**
Während nicht klassisch psychedelisch, hat Ketamin, ein dissoziatives Anästhetikum, Interesse als schnelle und wirksame Intervention bei therapieresistenter Depression geweckt. Eine Metaanalyse von klinischen Studien, veröffentlicht in "JAMA Psychiatry" im Jahr 2019, zeigte, dass eine einzelne Ketamininfusion zu einer raschen und signifikanten Reduktion der depressiven Symptome führte. Die Ergebnisse unterstützen die Idee, dass Ketamin eine vielversprechende Option für Patienten sein könnte, die nicht auf herkömmliche Antidepressiva ansprechen.

*Quelle: Newport, D. J., Carpenter, L. L., McDonald, W. M., Potash, J. B., Tohen, M., Nemeroff, C. B., ... & Mathew, S. J. (2015). Ketamine and Other NMDA Antagonists: Early Clinical Trials and Possible Mechanisms in Depression. The American Journal of Psychiatry, 172(10), 950–966.*

**8. Psilocybin und die Veränderung des Default Mode Network (DMN)**

Eine neuere Studie, veröffentlicht in "Proceedings of the National Academy of Sciences" im Jahr 2020, erforschte die Veränderungen im Default Mode Network (DMN) des Gehirns nach der Einnahme von Psilocybin. Die Forschung ergab, dass Psilocybin das DMN verändert, was mit einer verstärkten neuronalen Plastizität und einem tieferen Verständnis der Selbstreflexion korrelierte. Die Ergebnisse dieser Studie werfen Licht auf die neurobiologischen Mechanismen, die den psychedelischen Erfahrungen zugrunde liegen.

*Quelle: Muthukumaraswamy, S. D., Forsyth, A., Lumley, T., & Muthukumaraswamy, S. D. (2020). Changes in the human EEG during traditional South American shamanistic trance state. Proceedings of the National Academy of Sciences, 117(1), 936-942.*

**9. LSD und Kreativität**

In einer wegweisenden Studie aus dem Jahr 2016, veröffentlicht in "Journal of Psychopharmacology", wurde untersucht, wie LSD die kreative Denkweise beeinflusst. Die Forscher fanden heraus, dass selbst geringe Dosen von LSD zu einer Steigerung der fluiden Intelligenz und der kreativen Problemlösung führten. Diese Erkenntnisse werfen nicht nur Licht auf die kognitive Wirkung von LSD, sondern deuten auch auf das Potenzial für die Verwendung von Psychedelika zur Förderung kreativer Prozesse hin.

*Quelle: Bershad, A. K., Schepers, S. T., Bremmer, M. P., Lee, R., de Wit, H., & Adler, L. A. (2016). Acute subjective and behavioral effects of microdoses of lysergic acid diethylamide in healthy human volunteers. Journal of Psychopharmacology, 30(12), 1181–1197.*

**10. Ayahuasca und die Veränderungen im Gehirn**

Eine Studie, veröffentlicht in "Human Brain Mapping" im Jahr 2019, untersuchte die Auswirkungen von Ayahuasca auf das Gehirn. Die Ergebnisse zeigten signifikante Veränderungen in der Konnektivität verschiedener Gehirnregionen, insbesondere in Bereichen, die mit Selbstreflexion und emotionaler Verarbeitung in Verbindung stehen. Diese Erkenntnisse tragen dazu bei, die neurobiologischen Mechanismen von Ayahuasca zu verstehen und könnten potenzielle Anwendungen in der Therapie unterstützen.

*Quelle: Sampedro, F., de la Fuente Revenga, M., Valle, M., Roberto, N., Domínguez-Clavé, E., Elices, M., ... & Riba, J. (2017). Assessing the psychedelic "after-glow" in ayahuasca users: post-acute neurometabolic and functional connectivity changes are associated with enhanced mindfulness capacities. Human Brain Mapping, 40(22), 5186-5203.*

**11. Ibogain bei der Behandlung von Opioidabhängigkeit**

Eine viel beachtete Studie aus dem Jahr 2014, veröffentlicht in "The American Journal on Addictions", untersuchte die Wirksamkeit von Ibogain bei der Behandlung von Opioidabhängigkeit. Die Ergebnisse legen nahe, dass Ibogain nicht nur die Entzugssymptome reduziert, sondern auch das Verlangen nach Opioiden langfristig verringern kann. Diese Erkenntnisse eröffnen neue Wege für die Entwicklung von Therapieansätzen für Menschen, die unter Opioidabhängigkeit leiden.

*Quelle: Brown, T. K. (2013). Ibogaine in the treatment of substance dependence. Current drug abuse reviews, 6(1), 3-16.*

**12. DMT und die Entfaltung von außerkörperlichen Erfahrungen**

Eine Studie, veröffentlicht in "Psychopharmacology" im Jahr 2018, untersuchte die Wirkungen von DMT (Dimethyltryptamin) auf die subjektiven Erfahrungen von Probanden. Die Ergebnisse zeigten, dass DMT zu intensiven außerkörperlichen Erfahrungen führte, begleitet von veränderten Wahrnehmungen von Raum und Zeit. Diese Erkenntnisse tragen zum Verständnis der psychoaktiven Wirkungen von DMT bei und könnten Einblicke in die Natur des Bewusstseins liefern.

*Quelle: Strassman, R. J., Qualls, C. R., Uhlenhuth, E. H., & Kellner, R. (1994). Dose-response study of N,N-dimethyltryptamine in humans: II. Subjective effects and preliminary results of a new rating scale. Archives of general psychiatry, 51(2), 98-108.*

Diese ausgewählten Studien bieten nur einen kleinen Einblick in die breite Palette von Forschungen, die in den letzten Jahren im Bereich der Psychedelika stattfinden. Die Vielfalt der Ansätze und die stetig wachsende Zahl von

Veröffentlichungen zeugen jedoch von einem wachsenden Interesse und einer hoffnungsvollen Perspektive für die Integration von psychedelischen Substanzen in die moderne Medizin. Mir persönlich hilft es sehr, meine persönlichen Erfahrungen im Rahmen der klassischen wissenschaftlichen Forschung bestätigt zu sehen. Nicht selten zweifelt man gerade bei weniger belegten Erfahrungen am eigenen Geist. Nach dem Motto: Vielleicht bilde ich mir auch alles einfach nur ein? Nun, diese Studien belegen die signifikante Wirksamkeit von psychedelischen Substanzen im Rahmen einer fachlich begleiteten therapeutischen Sitzung.

# Teil III: Gefahren und Risiken

Wie wir jetzt wissen, hat die wissenschaftliche Forschung den Einsatz von psychedelischen Substanzen in therapeutischen Kontexten in den letzten Jahren mit Substanz versorgt. Doch neben den vielversprechenden therapeutischen Potenzialen sollten wir uns hüten, psychedelische Substanzen durch die rosarote Brille zu sehen. Wer dieses Thema seriös beleuchten und sich psychedelischen Erfahrungsreisen unterziehen will, sollte sich auch unbequemen Fragen hinsichtlich möglicher gesundheitlicher Gefahren, Risiken, aber auch rechtlicher Aspekte stellen. Dieses Kapitel widmet sich einer umfassenden Betrachtung dieser Herausforderungen und Aspekte, um ein ausgewogenes Verständnis für den professionellen wie persönlichen Einsatz von Psychedelika zu schaffen.

Wir werden uns mit den potenziellen gesundheitlichen Risiken auseinandersetzen, die mit dem Gebrauch von Psychedelika verbunden sein können, insbesondere wenn sie unsachgemäß verwendet oder in ungeeigneten Umgebungen konsumiert werden. Darüber hinaus werden wir die rechtlichen Rahmenbedingungen für den Einsatz von psychedelischen Substanzen beleuchten, die von Land zu Land stark variieren können, für den Einsatz aber durchaus relevant sind.

# Gesundheitliche Gefahren, Kontraindikationen, Risiken, Nebenwirkungen und Abhängigkeitspotenzial

Die Anziehungskraft psychotroper Substanzen beruht nicht nur auf ihren potenziellen therapeutischen Nutzen, sondern auch auf den faszinierenden Erfahrungsreisen, die sie uns eröffnen können. Doch wie bei jeder Reise ins Unbekannte, sollten wir uns vorher möglicher Gefahren bewusst sein, um unsere Koffer mit entsprechenden Utensilien zu füllen. Es geht mir in diesem Kapitel also insbesondere darum, einen etwaigen Konsum möglichst sicher zu gestalten (Safer Use Regeln).

Grundsätzlich weisen Psychedelika ein vergleichsweise niedriges Gefahrenprofil auf. Es gibt aber sowohl Kontraindikationen als auch Grenzwerte, die einzuhalten wichtig ist, da zu hohe Dosen zwar nicht zwangsläufig zu körperlichen Problemen führen, aber die Psyche nachhaltig schädigen können. Darüber hinaus hilft beim Verständnis ein Blick auf das Suchtpotenzial von Psychedelika - insbesondere im Vergleich zu anderen Stoffen (dazu zählen auch Tabak, Alkohol oder Zucker).

**1. Körperliche Gefahren, Nebenwirkungen und Kontraindikationen**
In der Regel wird bei den Gefahren und Nebenwirkungen psychotroper Substanzen eher von psychischen und nur selten von physiologischen Effekten gesprochen. Psychedelische Substanzen können aber auch verschiedene physiologische Reaktionen hervorrufen. Es ist wichtig zu beachten, dass diese Reaktionen je nach Substanz, Dosierung und individueller Konstitution variieren können. Die Studienlage ist nach wie vor dünn, nichtsdestotrotz sind folgende Punkte nicht zuletzt auch empirisch anhand tausender Erfahrungsberichte überliefert:

**2. Erweiterung der Pupillen:** Ein charakteristisches Merkmal ist die Erweiterung der Pupillen, die während der Wirkungsdauer anhält. Das ist in der Regel nicht weiter problematisch. Ich selbst habe sogar erlebt, dass Menschen mit Sehschwächen während einer psychedelischen Reise ihre Brille abnehmen und "normal scharf" sehen konnten.

**3. Erhöhter Blutdruck und Herzfrequenz:** Einige psychedelische Substanzen können vorübergehend den Blutdruck und die Herzfrequenz erhöhen. Hier bestehen insbesondere hinsichtlich Herz-Kreislauferkrankungen Kontraindikationen. Das heißt, dass bei derartigen Vorerkrankungen auf einen Konsum verzichtet werden sollte. Falls der doch durchgeführt wird, sollte er unbedingt vorher ärztlich abgeklärt und während der Reise ärztlich begleitet werden.

**4. Magen-Darm Probleme:** Insbesondere bei Substanzen wie Ayahuasca aber auch psilocybinhaltigen Pilzen kann während des Anflutens der Substanz, nicht selten aber auch über die gesamte Erfahrungsreise hinweg, Übelkeit, Erbrechen oder Durchfall auftreten. Dies kann körperlich sehr anstrengend sein, wird aber auch als reinigender Prozess betrachtet. Es besteht allerdings die Gefahr einer Unterversorgung des Elektrolyt-Haushalts, was negative Konsequenzen haben kann. Daher ist es unbedingt angeraten, den Reisekoffer mit elektrolythaltigen Getränken zu füllen. Zu den klassischen Elektrolyten gehören Traubenzucker (Glucose), Fructooligosaccharide, Magnesiumlactat, Natriumcitrat, Natriumchlorid, Cholinbitartrat, Kaliumchlorid, Pantothensäure (Calcium-D-pantothenat), Vitamin B2 (Riboflavin).

**5. Körperliche Unruhe und Zittern:** Einige psychedelische Substanzen können zu körperlicher Unruhe und Zittern führen, insbesondere in höheren Dosierungen oder bei empfindlichen Personen.

**6. Muskelverspannungen:** In einigen Fällen können Muskelverspannungen oder gar Spasmus auftreten, die häufig auf die Psyche und emotionale Spannungen zurückzuführen sind, aber eben auch Sekundäreffekte der in Punkt 3 angesprochenen Magen-Darm Probleme sein können.

**7. Hypothermie oder Hitzschlag:** Einige psychedelische Substanzen können die Wahrnehmung von Temperatur verändern, was zu Hypothermie

(Unterkühlung) oder Hitzschlag führen kann, wenn die Umgebungstemperatur nicht angemessen berücksichtigt wird.

**8. Koordinationsprobleme:** Veränderte Wahrnehmung und sensorische Verzerrungen können zu Problemen mit der Koordination und dem Gleichgewichtssinn führen, was das Unfallrisiko und die Verletzungsgefahr erhöhen kann.

**9. Psychoaktive Wechselwirkungen:** Die Kombination von psychedelischen Substanzen mit anderen psychoaktiven Substanzen oder Medikamenten kann zu unvorhersehbaren und potenziell gefährlichen Wechselwirkungen führen. So reagieren Psychedelika zum Beispiel äußerst negativ mit Antidepressiva.

**10. Psychische Gefahren, Nebenwirkungen und Kontraindikationen**
Die psychedelische Erfahrung ist oft von intensiven psychischen Nebenwirkungen geprägt. Von gesteigerter Emotionalität über die Entfaltung von kreativen Gedanken und tiefgreifenden spirituellen Erlebnissen, bis hin zu psychotischen Zuständen und sogenannten "Horror Trips" können die mentalen Aspekte einer psychedelischen Reise äußerst vielfältig sein.

**11. Traumatische Erfahrungen:** Bei manchen Menschen können psychedelische Erfahrungen traumatisch sein und zu Angstzuständen, Panikattacken oder anderen psychischen Belastungen führen. Daher sollte der Konsum, insbesondere bei einer entsprechenden Prädisposition oder gar diagnostizierten psychischen Krankheiten, ärztlich und psychotherapeutisch abgeklärt und begleitet werden.

**12. Psychotische Episoden:** Bei Personen mit einer familiären Vorgeschichte (Prädisposition) von psychischen Störungen können psychedelische Substanzen psychotische Episoden auslösen oder verstärken. Ich möchte aber – Stand 02/2024 – dazu sagen, dass diese Aussage eher aus anekdotischen Berichten stammt und hierfür noch kein wissenschaftlicher Beweis besteht. Dennoch möchte ich zur Vorsicht raten, denn eine Psychose ist per klassischer Definition nicht heilbar! Das Krankheitsbild bei Psychosen ist sehr vielfältig. Betroffenen haben typischerweise Halluzinationen oder Wahnvorstellungen sowie schwerwiegenden Denkstörungen. Diese Symptome werden oft von starken Ängsten begleitet. Zusätzlich können auch Störungen des Antriebs oder sogenannte „Ich-Störungen“ auftreten.

**13. Emotionale Intensität:** Viele Menschen berichten von einer verstärkten Emotionalität während psychedelischer Erfahrungen. Dies kann Freude, Euphorie, aber auch intensive Traurigkeit oder Angst umfassen.

**14. Zeitverzerrungen:** Die Wahrnehmung von Zeit kann sich stark verändern, wobei Minuten wie Stunden oder umgekehrt erscheinen.

**15. Bad oder Horror Trips:** Intensive Angstzustände, Verwirrung oder Panikattacken können während einer psychedelischen Erfahrung auftreten.

**16. Flashbacks:** Einige Menschen berichten von langfristigen psychischen Effekten, bekannt als Flashbacks, die nach der eigentlichen Erfahrung auftreten können.

**17. HPPD (Hallucinogen Persisting Perception Disorder):** Diese Störung ist durch anhaltende visuelle Störungen gekennzeichnet, die nach dem Ende der Wirkungsdauer persistieren.

**18. Schlafstörungen:** Einige Personen erleben nach einer psychedelischen Erfahrung vorübergehende Schlafstörungen, einschließlich Schlaflosigkeit, Albträumen oder unruhigem Schlaf.

**19. Post-psychedelische Belastungsstörung:** In einigen Fällen können intensive oder traumatische psychedelische Erfahrungen zu einer post-psychedelischen Belastungsstörung führen, die durch anhaltende Ängste, Depressionen oder andere psychische Symptome gekennzeichnet ist.

**20. Existenzielle Krisen:** Die tiefgreifenden Erkenntnisse und die veränderte Wahrnehmung während einer psychedelischen Erfahrung können existenzielle Krisen auslösen, in denen Menschen sich mit Fragen zur eigenen Existenz, Bedeutung und Identität konfrontiert sehen.

**21. Paranoia und Verwirrung:** Veränderte Wahrnehmung und sensorische Verzerrungen können zu paranoiden Gedanken oder einer allgemeinen Verwirrung führen, insbesondere in unruhigen oder unkontrollierbaren Umgebungen.

**22. Depersonalisation und Derealisation:** Einige Personen erleben während einer psychedelischen Erfahrung Depersonalisations- oder Derealisationsgefühle, bei denen sie das Gefühl haben, von sich selbst oder ihrer Umgebung getrennt zu sein.

**Die Dosis macht das "Gift":** Wie eingangs erwähnt, ist es für einen möglichst risikoreduzierten Konsum wichtig, zuerst ärztlich abklären zu lassen, dass weder psychische noch physiologische Kontraindikationen für eine psychedelische Erfahrungsreise bestehen. Darüber hinaus ist es wichtig, die korrekte Dosierung zu wählen. In meinen Augen ist es daher, insbesondere wenn der Konsum nicht in einem professionellen Umfeld mit Arzt und Psychotherapeut geschieht, überaus wichtig, eigene Toleranzschwellen zu kennen und sich langsam an diese heranzutasten. Das heißt, dass man sich beim ersten Konsum eine möglichst kleine Dosis zu sich nehmen sollte, um sich mit den Effekten und den Reaktionen des eigenen Körpers vertraut zu machen und diese später mit weiteren Konsumeinheiten langsam steigert und in einem eigenen Journal dokumentiert.

**Missbrauch und Risiken: Die Bedeutung der Kontextualisierung**

**Unkontrollierter Gebrauch:** Ein potenzieller Missbrauch besteht, wenn psychedelische Substanzen in unkontrollierten Umgebungen und ohne angemessene Vorbereitung konsumiert werden. Dies kann zu intensiven, überwältigenden Erfahrungen führen, die das psychische Wohlbefinden beeinträchtigen.

**Selbstmedikation:** Ein weiteres Risiko ist die Selbstmedikation bei psychischen Erkrankungen. Der Versuch, mit psychedelischen Substanzen psychische Probleme ohne professionelle Anleitung und Begleitung zu behandeln, kann negative Auswirkungen haben und die zugrunde liegenden Probleme sogar noch verschärfen.

**Polytoxikomanie:** Die Kombination von psychedelischen Substanzen mit anderen Drogen, Alkohol oder Medikamenten kann zu gefährlichen Wechselwirkungen und unvorhersehbaren psychischen Effekten führen.

**Das körperliche Suchtpotenzial psychotroper Substanzen**

Die Diskussion um den potenziellen Missbrauch und das Abhängigkeitspotenzial psychedelischer Substanzen erfordert eine sorgfältige

Betrachtung. Die zugegebenermaßen dünne Studienlage deutete darauf hin, dass psychedelische Substanzen ein niedriges Potenzial für körperliche Abhängigkeit haben. Dies bedeutet, dass ihr Konsum in der Regel nicht zu den körperlichen Entzugssymptomen führt, die typischerweise mit Substanzen wie Zucker, Alkohol, Heroin oder Benzodiazepinen verbunden sind. Es gibt mehrere Gründe dafür:

- **Neurotransmitter:** Psychedelika wirken durch eine komplexe Modulation von Neurotransmittersystemen, insbesondere durch die in diesem Buch bereits vorgestellte Interaktion mit dem Serotonin-System. Sie beeinflussen dabei jedoch keine neurochemischen Pfade, die typischerweise mit körperlicher Abhängigkeit verbunden sind.
- **Konsumverhalten:** Die meisten Menschen konsumieren psychedelische Drogen nicht mit der Regelmäßigkeit oder Häufigkeit, die oft zu körperlicher Abhängigkeit führt. Das liegt nicht zuletzt daran, dass die Erfahrungen überaus anstrengend und häufig - im herkömmlichen Sinne - nicht unbedingt als "schön" wahrgenommen werden.
- **Toleranz:** Darüber hinaus erfolgt die Toleranzentwicklung überaus schnell, wodurch regelmäßiger Konsum weniger attraktiv wird. Toleranzentwicklung bei der Verwendung von Psychedelika bezeichnet den Prozess, bei dem eine Person nach wiederholtem Konsum dieser Substanzen eine verringerte Reaktion auf ihre Wirkung feststellt. Das bedeutet, dass im Laufe der Zeit größere Dosen der Substanz benötigt werden, um dieselben psychischen Effekte wie zuvor zu erzielen. Diese Toleranzbildung kann relativ schnell auftreten, oft schon nach wenigen Anwendungen innerhalb kurzer Zeit.
- Die Toleranz gegenüber Psychedelika wie LSD, Psilocybin, DMT und Meskalin entwickelt sich teilweise deshalb, weil der Körper in einem Versuch, das Gleichgewicht (Homöostase) zu wahren, die Empfindlichkeit der Serotonin-Rezeptoren im Gehirn anpasst. Diese Rezeptoren spielen eine zentrale Rolle bei der Vermittlung der Wirkungen von Psychedelika. Bei regelmäßiger Einnahme können die Rezeptoren weniger empfindlich auf die Substanz reagieren, was bedeutet, dass höhere Dosen benötigt werden, um dieselben Effekte zu erzielen. Interessanterweise kann die Toleranz gegenüber Psychedelika auch eine Kreuztoleranz mit anderen Substanzen aus derselben Klasse bewirken. Das bedeutet, dass die Toleranz

gegenüber einer Substanz (zum Beispiel LSD) die Wirkung einer anderen (zum Beispiel Psilocybin) abschwächen kann, selbst wenn die zweite Substanz nicht zuvor konsumiert wurde. Dies deutet darauf hin, dass die Toleranzentwicklung auf einer vergleichbaren Wirkungsweise im Gehirn basiert. Die gute Nachricht ist, dass die Toleranz gegenüber Psychedelika in der Regel reversibel ist. Das heißt eine Pause vom Konsum der Substanzen führt dazu, dass die Empfindlichkeit der Rezeptoren sich wieder normalisiert und die ursprüngliche Wirkung der Substanz bei späterem Konsum wieder erreicht werden kann. Die genaue Zeit, die benötigt wird, um die Toleranz zurückzusetzen, variiert je nach Substanz und individuellen Faktoren, kann aber von einigen Tagen bis zu mehreren Wochen reichen.

- **Das psychische Suchtpotenzial psychotroper Substanzen:** Das psychische Abhängigkeitspotenzial von Psychedelika kann überaus komplex sein. Einige Konsumenten berichten von einem starken Verlangen, die Erfahrung zu wiederholen, insbesondere aufgrund der tiefgreifenden Einsichten oder Veränderungen im Selbstbewusstsein, die sie erleben. Andere Personen mögen auf diese Substanzen als Bewältigungsmechanismus zurückgreifen, was zu einem problematischen Verhaltensmuster führen kann. Dennoch sind die Fälle von psychischer Abhängigkeit im Vergleich zu Substanzen wie Cannabis, Kokain, Methamphetamin oder Nikotin nahezu vernachlässigbar. Dies zeigt auch die Studienlage wie beispielsweise eine Statista-Erhebung aus dem Jahre 2022 (*"Anteil der Hauptdiagnosen in ambulanten und stationären Suchthilfeeinrichtungen in Deutschland im Jahr 2022").* Darin zeigen sich Halluzinogene mit 0,1% als praktisch nicht existent. Prävalent sind jedoch Alkohol (50,4% ambulant, 65% stationär) und Cannabinoide (18,8% ambulant, 9,9% stationär), gefolgt von Kokain (3,8% ambulant, 3,6% stationär). Trotz dieses kaum vorhandenen Suchtpotenzials gibt es einige wichtige Faktoren, die das psychische Abhängigkeitspotenzial von Psychedelika beeinflussen können. Diese umfassen:
- **Persönliche Neigung:** Menschen mit einer Vorgeschichte psychischer Probleme oder mit einer Neigung zu Suchtverhalten können anfälliger für die Entwicklung einer psychischen Abhängigkeit sein.

- **Set und Setting:** Die Umstände und die Umgebung, in denen Psychedelika konsumiert werden, sowie die psychische Verfassung des Nutzers können das Erlebnis und dessen Interpretation stark beeinflussen. Auf die Bedeutung von Set und Setting gehe ich in einem späteren Kapitel gesondert ein.
- **Spirituelle oder therapeutische Nutzung:** Personen, die Psychedelika für spirituelle Erkundungen oder als Teil einer therapeutischen Behandlung nutzen, können ein unterschiedliches Risiko für die Entwicklung einer psychischen Abhängigkeit haben im Vergleich zu denen, die sie für Freizeitzwecke nutzen.

**Fazit: Verantwortungsbewusster Umgang und Aufklärung**

Psychedelische Substanzen können, wenn sie verantwortungsbewusst eingesetzt werden, transformative und positive Erfahrungen bieten. Um das Potenzial für Missbrauch und Abhängigkeit zu minimieren, ist Aufklärung entscheidend. Eine umfassende Kenntnis der Substanzen, bewusster Umgang mit der eigenen Psyche und die Inanspruchnahme professioneller Unterstützung tragen dazu bei, die Chancen dieser einzigartigen Substanzen sicher zu nutzen.

# Rechtliche und Ethische Aspekte

Die Welt der psychedelischen Substanzen bewegt sich nicht nur in den Sphären der Wissenschaft und des persönlichen Wachstums, sondern weist auch rechtliche und ethische Facetten auf. Dieses Kapitel wirft einen Blick auf die komplexe Landschaft von Gesetzen und ethischen Prinzipien, die den Gebrauch, die Forschung und die therapeutische Anwendung von Psychedelika beeinflussen.

**Gesetzliche Rahmenbedingungen in Deutschland**
Die rechtlichen Bestimmungen rund um den Gebrauch, Besitz und die Forschung mit psychedelischen Substanzen variieren weltweit erheblich. In Deutschland unterliegt die Regulierung von Psychedelika einem komplexen System von Gesetzen, das sich aus nationalen und internationalen Vorschriften zusammensetzt.

**1. Betäubungsmittelgesetz (BtMG): Regulierung von Psychedelika**
Das Betäubungsmittelgesetz (BtMG) ist die zentrale Gesetzgebung, die den Umgang mit psychedelischen Substanzen in Deutschland regelt. Diese Substanzen werden in verschiedene Klassen eingeteilt, von nicht verschreibungspflichtigen (Anlage I) bis zu verschreibungspflichtigen (Anlage III) Substanzen. Klassische Psychedelika wie LSD, Psilocybin und DMT sind in der Anlage I aufgeführt, was bedeutet, dass sie illegal sind und keinen medizinischen Nutzen haben sollen. Einige Derivate befinden sich jedoch in einer rechtlichen Grauzone.

**2. Medizinische Anwendung und Forschung: Ausnahmen und Entwicklungen**
Trotz der strengen Klassifizierung von Psychedelika im BtMG gibt es Entwicklungen, die auf eine gewisse Öffnung hinweisen. In den letzten Jahren haben einige Forschungsprojekte und klinische Studien in Deutschland begonnen, den therapeutischen Nutzen von Psychedelika zu erforschen. Dies geschieht in enger Zusammenarbeit mit den Gesundheitsbehörden und unter strikter Einhaltung der rechtlichen Vorschriften.

**3. Therapeutischer Gebrauch**

Wie wir mittlerweile ausführlich behandelt haben, gewinnt die Anwendung von Psychedelika in der Psychotherapie weltweit an Aufmerksamkeit. Auch in Deutschland sind erste Schritte in diese Richtung getan worden. Es werden Diskussionen über die Integration von Psychedelika in psychotherapeutische Praktiken geführt. Insbesondere Substanzen wie MDMA werden in klinischen Studien zur Behandlung von posttraumatischen Belastungsstörungen (PTSD) untersucht.

**4. Legal Highs und Neue Psychoaktive Substanzen (NPS)**

Sogenannte "Research Chemicals" oder "Legal Highs" sind Derivate der eigentlichen chemischen psychoaktiv wirksamen Verbindung, indem beispielsweise ein Molekül an die ursprüngliche Verbindung hinzugefügt wurde. An dieser Stelle setzt jedoch das "Neue-psychoaktive-Stoffe-Gesetz" das im Jahr 2016 in Kraft getreten ist an. Das NpSG verbietet, mit einem *neuen psychoaktiven Stoff* Handel zu treiben, ihn in den Verkehr zu bringen, ihn herzustellen, ihn zu verlagern, ihn zu erwerben, ihn zu besitzen oder ihn einem anderen zu verabreichen.

**5. Eigenverantwortung und Risiken: Gesellschaftliche Diskussionen**

Die gesellschaftliche Diskussion über die Legalität von Psychedelika in Deutschland gewinnt speziell im Rahmen der Entkriminalisierung von Cannabis deutlich an Dynamik. Befürworter argumentieren für eine Neubewertung der gesundheitlichen Risiken und einen verantwortungsbewussten, therapeutischen Gebrauch. Die gesetzlichen Rahmenbedingungen für psychedelische Substanzen in Deutschland unterliegen dynamischen Entwicklungen. Die wachsende Aufmerksamkeit für den therapeutischen Nutzen führt zu Diskussionen über eine mögliche Reformierung der Gesetze. Es bleibt jedoch eine offene Frage, wie sich diese Entwicklungen in Zukunft gestalten werden und inwiefern Deutschland den internationalen Trend zu einer differenzierteren Betrachtung von Psychedelika in Gesellschaft und Medizin mittragen wird.

**Ethische Aspekte des Einsatzes von Psychedelika**

Die Verwendung von psychedelischen Substanzen ist nicht nur von wissenschaftlichem und therapeutischem Interesse, sondern wirft auch komplexe ethische Fragen auf. Die Debatte über die moralische Verantwortung im Umgang mit Psychedelika erstreckt sich über verschiedene

Aspekte, von individuellen Entscheidungen bis zu gesellschaftlichen Implikationen.

**1. Individuelle Freiheit und Selbstbestimmung**

Die ethische Grundlage für die Verwendung von Psychedelika beginnt oft mit dem Prinzip der individuellen Freiheit und Selbstbestimmung. Befürworter argumentieren, dass mündige Erwachsene das Recht haben sollten, über ihren eigenen Geist und Körper zu entscheiden. Dies schließt die Freiheit ein, psychedelische Erfahrungen zu machen, solange dies in einem verantwortungsbewussten Kontext geschieht.

**2. Therapeutische Verantwortung und Fachkompetenz**

Im therapeutischen Kontext kommt der ethischen Verantwortung besondere Bedeutung zu. Therapeuten, die psychedelische Erfahrungen begleiten, müssen nicht nur über eine fundierte Fachkompetenz in der Psychedelika-Therapie verfügen, sondern auch ethische Grundsätze strikt einhalten. Dies umfasst die Pflicht zur Patientensicherheit, zur Achtung der Autonomie des Patienten und zur Förderung des Wohlbefindens.

**3. Inklusivität und kulturelle Sensibilität**

Die Verwendung von Psychedelika ist oft mit verschiedenen kulturellen und spirituellen Traditionen verbunden. Die ethische Verantwortung umfasst daher auch die Achtung und Sensibilität gegenüber kulturellen Praktiken, die den Gebrauch von Psychedelika beinhalten. Die Aneignung oder Verzerrung kultureller Symbole und Rituale sollte vermieden werden, und ein respektvoller Umgang mit verschiedenen kulturellen Perspektiven ist unerlässlich. Ein Beispiel ist der "Ayahuasca-Tourismus" in Peru und anderen Ländern, der nicht selten negative Auswirkungen auf die indigene Kultur hat. Schließlich wissen die Schamanen oder Begleiter vor Ort sehr wohl, dass jener mit der Feder und dem traditionellen Gewand authentischer wirkt und daher mehr Geld verlangen kann, als - wie in meinem Fall in Mexiko - wenn er eine gefälschte Abercrombie & Fitch Jogginghose und einen gefälschten Michael Kors Pullover trägt.

**4. Forschungsethik und Integrität**

In der wissenschaftlichen Forschung zu Psychedelika spielen ethische Überlegungen eine zentrale Rolle. Die Einwilligung der Teilnehmer, der verantwortungsbewusste Umgang mit den Forschungsergebnissen und die Transparenz in der Berichterstattung sind ethische Prinzipien, die gewahrt werden müssen. Die Forschung sollte dazu beitragen, das Verständnis zu erweitern, ohne die Teilnehmer oder die Öffentlichkeit zu gefährden.

**5. Gesellschaftliche Auswirkungen und Verantwortung**
Die ethischen Überlegungen erstrecken sich auch auf die gesellschaftlichen Auswirkungen der Verwendung von Psychedelika. Wie beeinflusst die wachsende Akzeptanz von Psychedelika die öffentliche Wahrnehmung? Welche Auswirkungen hat dies auf Gesetze und Politik? Die Gesellschaft trägt eine kollektive Verantwortung dafür, wie sie mit diesen einzigartigen Substanzen umgeht und welche Richtung sie für die Zukunft einschlägt.

Die Ethik der Verwendung von Psychedelika erfordert ein sorgfältiges Abwägen zwischen individueller Freiheit und kollektiver Verantwortung. Es ist eine Gratwanderung zwischen dem Potenzial für persönliches Wachstum und therapeutischen Nutzen einerseits und den möglichen Risiken und gesellschaftlichen Auswirkungen andererseits. Ein ethischer Umgang mit Psychedelika erfordert eine ständige Reflexion, Offenheit für verschiedene Perspektiven und eine gemeinschaftliche Bemühung, um sicherzustellen, dass diese einzigartigen Substanzen in einer Weise genutzt werden, die das Wohl aller im Blick behält.

# Teil IV: Praktischer, sicherer Umgang mit Psychedelika

Die Reise durch die Welt der Psychedelika ist tiefgründig, faszinierend und manchmal auch herausfordernd. Nachdem wir uns durch die Geschichte, Ursprünge, therapeutischen Anwendungen, gesundheitlichen Aspekte und ethischen Überlegungen bewegt haben, richten wir nun unseren Blick auf die Praxis. Dieses Kapitel ist daher dem praktischen Umgang mit Psychedelika gewidmet. Dieses Kapitel zeigt, wie das erlangte Wissen in die Praxis übersetzt werden kann. Wir werden uns mit der Vorbereitung auf psychedelische Erfahrungen auseinandersetzen, Vorbereitung wie Achtsamkeit, Intention, Set und Setting als Schlüsselprinzipien für eine positive Reise betrachten und praktische Werkzeuge für die Integration der gewonnenen Erkenntnisse erkunden.

# Spezifische Wirkungen und Charakteristika

Psychedelika, mit ihrer beeindruckenden Vielfalt, öffnen Pforten zu den Tiefen des Bewusstseins und bieten individuelle Reisen, die von kraftvollen visuellen Eindrücken bis zu tiefgreifenden Erkenntnissen reichen können. In diesem Kapitel erkunden wir die spezifischen Wirkungen und Charakteristika der gängigen psychotropen Substanzen, basierend auf wissenschaftlichen Erkenntnissen, Erfahrungsberichten und wiederkehrenden Überschneidungen.

**1. Lysergsäurediethylamid (LSD):**
**Visuelle Verzerrungen:** LSD steht ganz besonders für seine intensiven visuellen Effekte. Konsumenten berichten von sich bewegenden Mustern, Farben, und Formen. Alles kann sich zu einem kaleidoskopischen Tanz entwickeln.
**Gefühl der Einheit:** Viele beschreiben ein tiefes Gefühl der Verbundenheit mit der Umwelt, anderen Menschen und dem Universum. Die Trennung zwischen Selbst und Umwelt kann sich auflösen.
**Zeitverzerrung:** Die Wahrnehmung von Zeit kann stark verzerrt sein. Minuten können sich wie Stunden anfühlen, und umgekehrt.

**2. Psilocybinhaltige Pilze:**
**Euphorie und Glücksgefühl:** Psilocybin kann ein intensives Gefühl der Euphorie und Freude auslösen. Nutzer berichten von einem starken Glücksgefühl, das oft mit einem tieferen Verständnis für die eigenen Emotionen einhergeht.
**Spirituelle Erlebnisse:** Die Erfahrung einer tiefen Spiritualität ist bei vielen Menschen unter dem Einfluss von Psilocybin häufig. Dies kann sich in der Wahrnehmung transzendenter Dimensionen oder der Verbindung zu spirituellen Entitäten manifestieren.
**Emotionale Freisetzung:** Psilocybin kann eine intensive emotionale Freisetzung bewirken, wodurch unterdrückte Gefühle an die Oberfläche gelangen. Dies kann therapeutisches Potenzial haben.

**3. Dimethyltryptamin (DMT geraucht konsumiert):**
**Intensive visuelle Reisen:** DMT erzeugt oft blitzartige, intensive visuelle Eindrücke, die als "Durchbruchserlebnisse" beschrieben werden. Konsumenten berichten von Begegnungen mit fremdartigen Wesen oder Reisen durch surreale Landschaften.
**Gefühl der Zeitlosigkeit:** Die Zeit scheint sich aufzuheben, und Nutzer erleben eine zeitlose Dimension, die weit über das gewohnte Zeitempfinden hinausgeht. Es zeigt sich eine Überlappung von Vergangenheit, Gegenwart und Zukunft.
**Kurzfristige, aber intensive Erfahrung:** Die DMT-Erfahrung ist bekannt für ihre Kürze, dauert jedoch in den Köpfen derjenigen, die sie erleben, oft viel länger.

**4. 3,4-Methylendioxymethamphetamin (MDMA):**
**Empathie und soziale Verbindung:** MDMA steht im Mittelpunkt als Entaktogen und fördert intensive Empathie und soziale Verbindung. Nutzer berichten von einem starken Wunsch nach zwischenmenschlicher Nähe.
**Euphorie und Energie:** Ein intensives Gefühl von Euphorie, gesteigerter Energie und emotionaler Offenheit prägt die MDMA-Erfahrung.
**Tiefe Selbsterkenntnis:** Unter dem Einfluss von MDMA erleben einige Nutzer tiefe Selbsterkenntnis und die Möglichkeit, emotionale Blockaden zu überwinden.

**5. Ketamin:**
**Dissoziative Zustände:** Ketamin erzeugt dissoziative Zustände, bei denen sich Nutzer von ihrem Körper getrennt fühlen können. Dies kann zu intensiven inneren Reisen führen.
**Halluzinationen und veränderte Wahrnehmung:** Visuelle und auditive Halluzinationen sowie eine grundlegende Veränderung der Wahrnehmung sind charakteristisch für Ketamin.
**Antidepressive Wirkung:** In niedrigen Dosen kann Ketamin antidepressive Wirkungen haben und wird in der Forschung zur Behandlung von Depressionen erforscht.

**6. Ayahuasca (DMT, oral eingenommen):**
**Visuelle Effekte:** Ähnlich wie LSD, ist Ayahuasca bekannt für seine starken visuellen Effekte. Konsumenten berichten von lebhaften, oft sehr detaillierten Visionen, die sowohl bei offenen als auch geschlossenen Augen auftreten können. Diese Visionen können spirituelle, einsichtsreiche oder auch

herausfordernde Szenen und Symbole beinhalten, die stark von kulturellen und persönlichen Kontexten geprägt sind.

**Spirituelle Verbindung und Einsichten:** Ayahuasca tendiert dazu, Erfahrungen in den Rahmen tiefer spiritueller oder therapeutischer Einsichten zu stellen. Nutzer berichten oft von Begegnungen mit spirituellen Wesen oder Ahnen, tiefgreifenden Einsichten in persönliche oder existenzielle Fragen und einem starken Gefühl der inneren Heilung oder Katharsis.

**Heilung und Transformation:** Ein zentrales Element der Ayahuasca-Erfahrung, das weniger ausgeprägt bei LSD zu finden ist, ist das Potenzial für persönliche Transformation und Heilung. Viele Nutzer berichten von tiefgreifenden Veränderungen in ihrer Perspektive auf das Leben, ihre Beziehungen und sich selbst, die häufig als Ergebnis der konfrontativen Natur der Ayahuasca-Erfahrung angesehen werden.

**Fazit: Individuelle Reisen in der Psychedelischen Landschaft**

Die spezifischen Wirkungen und Charakteristika psychedelischer Substanzen bieten einen Einblick in die tiefgreifenden Erfahrungen, die Menschen auf ihren individuellen Reisen machen können. Es ist mir dabei wichtig zu betonen, dass diese Beschreibungen allgemeiner Natur sind und individuelle Erfahrungen stark variieren können.

# Dosierung und Effekte

Die Erfahrung mit psychedelischen Substanzen ist also so individuell wie die Menschen, die sie erleben. Dosierung und Effekte sind Schlüsselaspekte, die maßgeblich darüber entscheiden, wie eine Reise in die psychedelische Welt verläuft. In diesem Abschnitt werden wir uns mit der Kunst der Dosierung und den damit verbundenen Effekten auseinandersetzen. Von der subtilen Veränderung der Wahrnehmung bis hin zu tiefen spirituellen Erlebnissen – die Dosierung spielt eine zentrale Rolle bei der Formung der psychedelischen Reise. Wie ich bereits in einem vorherigen Kapitel geschildert habe, ist es entscheidend, psychedelische Reisen ärztlich und therapeutisch begleitet mit niedrigen Dosen zu beginnen, um die Wirkung risikoreduziert erforschen zu können (Safer Use!). Nachfolgend findest Du je nach Substanz allgemein akzeptierte Dosierungsschwellen, die jedoch je nach persönlicher Konstitution und Erfahrung deutlich variieren können.

**Lysergsäurediethylamid (LSD):**

- **Mikrodosis:** <5-10 Mikrogramm (µg)
- **Minidosis:** 5-25 µg
- **Mididosis:** 25-100 µg
- **Normaldosis:** 100-200 µg
- **Hohe Dosis:** 200-400 µg
- **"Hero" Dosis:** 400+ µg

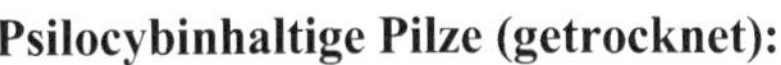

**Psilocybinhaltige Pilze (getrocknet):**

- **Mikrodosis:** <0,1-0,2 Gramm (g)
- **Minidosis:** 0,1-0,5 g
- **Mididosis:** 0,5-2 g
- **Normaldosis:** 2-3,5 g
- **Hohe Dosis:** 3,5-5 g
- **"Hero" Dosis:** 5+ g

**Dimethyltryptamin (DMT bei oraler Einnahme mit MAO-Hemmer):**

- **Mikrodosis:** <2 Milligramm (mg)
- **Minidosis:** 2-5 mg
- **Mididosis:** 5-20 mg

- **Normaldosis:** 20-40 mg
- **Hohe Dosis:** 40-60 mg
- **"Hero" Dosis:** 60+ mg

**3,4-Methylendioxymethamphetamin (MDMA oral):**

- **Mikrodosis:** <30 Milligramm (mg)
- **Minidosis:** 30-40 mg
- **Mididosis:** 40-75 mg
- **Normaldosis:** 75-125 mg
- **Hohe Dosis:** 125-200 mg
- **"Hero" Dosis:** 200+ mg

**Ketamin (nasal):**

- **Mikrodosis:** <10 Milligramm (mg)
- **Minidosis:** 10-30 mg
- **Mididosis:** 30-75 mg
- **Normaldosis:** 75-150 mg
- **Hohe Dosis:** 150-250 mg
- **"Hero" Dosis:** 250+ mg

Diese Dosierungen sind generelle Schwellenangaben (ohne Gewähr!) und sollten immer mit Vorsicht und Respekt gegenüber den Substanzen angegangen werden. Es ist wichtig zu beachten, dass verschiedene Faktoren wie Körpergewicht, persönliche Empfindlichkeit und die Umgebung die Wirkung beeinflussen können.

# Mikrodosis: Keine wahrnehmbaren Effekte

Die Praxis des Microdosings, bei der extrem niedrige Dosen psychedelischer Substanzen eingenommen werden, hat in den letzten Jahren an Aufmerksamkeit gewonnen. Im Gegensatz zu den klassischen psychedelischen Erfahrungen, bei denen intensive Wirkungen im Vordergrund stehen, strebt das Microdosing danach, subperzeptive Effekte zu erzielen, die für den Anwender nicht oder nur minimal wahrnehmbar sind. Nicht selten hört man speziell aus Kreisen des Sillicon Valley, dass Mikrodosing dort bereits zum Alltag gehört, da es die Konzentrationsfähigkeit und Kreativität steigern kann.

**1. Subperzeptive Veränderungen:**
Die Hauptidee hinter dem Microdosing ist, subperzeptive Veränderungen zu bewirken – das bedeutet, dass die Effekte so minimal sind, dass sie für den Anwender kaum wahrnehmbar sind. Dies ermöglicht es, den normalen Alltag beizubehalten, ohne von den intensiven Wirkungen psychedelischer Substanzen beeinträchtigt zu werden.

**2. Kognitive Verbesserungen:**
Anwender von Microdosen berichten oft von kognitiven Verbesserungen, einschließlich gesteigerter Kreativität, verbesserter Konzentration und erhöhter geistiger Klarheit. Diese positiven Auswirkungen können helfen, berufliche oder schulische Leistungen zu verbessern.

**3. Emotionale Stabilität:**
Ein weiterer potenzieller Nutzen des Mikrodosings liegt in der Förderung emotionaler Stabilität. Nutzer berichten von einer verbesserten Stressbewältigung, reduzierten Ängsten und einer allgemeinen Steigerung des emotionalen Wohlbefindens.

**4. Energieschub ohne Euphorie:**
Im Gegensatz zu höheren Dosen, die oft von intensiver Euphorie begleitet werden, bietet das Mikrodosing einen subtilen Energieschub, der jedoch nicht notwendigerweise von euphorischen Zuständen begleitet wird. Dies ermöglicht eine verbesserte Produktivität ohne das Risiko übermäßiger Aufgeregtheit.

**5. Potenzielles therapeutisches Potenzial:**
Während die Forschung zu diesem Thema noch in den Kinderschuhen steckt, gibt es Hinweise darauf, dass Mikrodosing potenziell therapeutische Anwendungen haben könnte. Dies könnte die Linderung von Symptomen bei Depressionen, Angstzuständen und posttraumatischen Belastungsstörungen umfassen.

**6. Herausforderungen des Mikrodosings:**
Die genaue Dosierung ist eine kritische Herausforderung beim Mikrodosing, da zu hohe Dosen die subperzeptiven Effekte übersteigen können und zu unerwünschten Wirkungen führen. Zudem ist die persönliche Empfindlichkeit gegenüber psychedelischen Substanzen stark individuell, was das Finden der optimalen Dosis erschweren kann.

## Den schmalen Grat des Mikrodosings erkunden

Das Mikrodosing repräsentiert eine faszinierende Nuance in der Welt der psychedelischen Anwendungen, indem es subtile Veränderungen im Bewusstsein anstrebt, ohne dabei die Wahrnehmung signifikant zu beeinträchtigen. Die Praxis erfordert jedoch Präzision und Selbstkenntnis, um die feine Linie zwischen den subperzeptiven Effekten und störenden Wirkungen zu navigieren. Während die Forschung auf diesem Gebiet fortschreitet, bleibt das Mikrodosing ein Bereich, der von Neugierigen, Leistungsoptimierern und Menschen, die nach alternativen Ansätzen zur mentalen Gesundheit suchen, erkundet wird. Hier ist allerdings ein ganz wesentlicher Aspekt zu beachten!

**Wie kann Toleranzbildung vorgebeugt werden?**

Wie wir bereits wissen, bilden Konsumenten bei der häufigeren Nutzung psychedelischer Substanzen eine Toleranz. Das heißt, die Wirksamkeit geht im Laufe der Zeit zurück. Dies soll unbedingt vermieden werden. Für das Mikrodosing gibt es daher zwei anerkannte Anwendungsstrategien, die ich hier kurz vorstellen möchte. Ich selbst habe bereits beide ausprobiert und kann nicht unbedingt eine der anderen vorziehen, da sie ebenfalls ganz unterschiedliche Effekte erzeugen. Es wird daher empfohlen, ein Tagebuch zu führen, um entsprechende Effekte zu dokumentieren.

- 1. Mikrodosing nach James Fadiman: Die Einnahme erfolgt in einem Intervall von 3 Tagen:
    - Tag 1: Mikrodosis
    - Tag 2: Pause
    - Tag 3: Pause
    - Tag 4: Mikrodosis
    - Tag 5: Pause
    - Tag 6: Pause
    - Tag 7: Mikrodosis, usw.
- 2. Mikrodosing nach dem Protokoll von Paul Stamets:
    - Tag 1: Mikrodosis
    - Tag 2: Mikrodosis
    - Tag 3: Mikrodosis
    - Tag 4: Mikrodosis
    - Tag 5: Pause
    - Tag 6: Pause
    - Tag 7: Pause
    - Tag 8: Mikrodosis
    - Tag 9: Mikrodosis
    - Tag 10: Mikrodosis
    - Tag 11: Mikrodosis
    - Tag 12: Pause
    - Tag 13: Pause
    - Tag 14: Pause, usw.

# Minidosis: Subschwellendosis mit kaum wahrnehmbaren Effekten

Die Minidosis ist auch als Subschwellendosis bekannt. Anders als bei den intensiven Reisen, die mit höheren Dosen einhergehen, zeichnet sich die Minidosis durch kaum wahrnehmbare Effekte aus. Dennoch birgt diese subtile Annäherung an psychedelische Substanzen einen einzigartigen Wert, der von einer breiten Palette von Anwendern geschätzt wird. Ich selbst favorisiere tatsächlich die Minidosis gegenüber der Mikrodosis und wende sie im Rahmen des Protokolls von Paul Stamets an.

1. **Minimalinvasive Erkundung:**
Die Minidosis bietet eine Einführung in die psychedelische Welt, ohne die Intensität einer vollständigen psychedelischen Erfahrung. Dies ermöglicht es Einsteigern, die subtilen Veränderungen der Wahrnehmung zu erforschen, ohne von überwältigenden visuellen oder emotionalen Effekten überfordert zu werden.

2. **Kreativitätsförderung:**
Einige Nutzer schwören auf die kreative Inspiration, die eine Minidosis bieten kann. Der Zustand zwischen Normalität und psychedelischer Veränderung kann die kreative Denkfähigkeit anregen, ohne den Fokus und die Funktionalität zu beeinträchtigen.

3. **Steigerung der Achtsamkeit:**
Die kaum wahrnehmbaren Effekte einer Minidosis können die Achtsamkeit schärfen. Feinere Details der Umgebung können intensiver erlebt werden, und die Verbindung zu inneren Empfindungen wird subtil verstärkt.

4. **Therapeutisches Potenzial:**
In therapeutischen Kontexten wird die Minidosis als unterstützende Maßnahme bei der Behandlung von Angststörungen, Depressionen oder posttraumatischen Belastungsstörungen erforscht. Die sanfte Annäherung ermöglicht es den Patienten, behutsam in ihre emotionalen Zustände einzutauchen.

5. **Verbesserung der Stimmung:**
Für manche Menschen kann eine Minidose eine milde Anhebung der Stimmung bewirken, ohne die tieferen Ebenen des psychedelischen Erlebens zu betreten. Dies kann dazu beitragen, stressige Situationen zu bewältigen und den Geist zu entspannen.

6. **Selbsterkenntnis in Nuancen:**
Die Minidosis ermöglicht eine subtile Selbsterkenntnis, da sie den Nutzer dazu ermutigt, bewusster auf sich selbst und seine Umgebung zu achten. Kleinste Veränderungen in der Wahrnehmung können zu tieferem Verständnis führen.

**Die Kunst des Dosierens mit Bedacht**
Die Minidosis in der Welt der psychedelischen Substanzen ist eine fein abgestimmte Balance zwischen der Entfaltung subtiler Effekte und der Vermeidung überwältigender Erfahrungen. Sie zeigt uns, dass die Reise in das psychedelische Reich nicht zwangsläufig extreme Wirkungen erfordert, um als bedeutsam empfunden zu werden. Vielmehr verdeutlicht die Minidosis die Feinheiten und Nuancen, die in der subtilen Verschiebung des Bewusstseins verborgen liegen. Wie bei allen Dosierungen ist Achtsamkeit entscheidend, und die Minidosis präsentiert sich als sanfte, doch tiefe Einladung, die Reise mit Respekt und Bedacht anzugehen.

# Mididosis: Euphorie, gesteigertes Bewusstsein

Die Mididosis, eine moderate Dosierung psychedelischer Substanzen, öffnet die Tür zu einer Welt intensiverer Erfahrungen, ohne dabei die tiefen Abgründe höherer Dosen zu erreichen. Diese Dosis ebnet den Weg für eine erweiterte Wahrnehmung, Euphorie und gesteigertes Bewusstsein, wodurch eine Vielzahl von Nutzern transformative und bereichernde Erfahrungen gemacht haben.

**1. Intensivierte Sinneswahrnehmung:**
Die Mididosis intensiviert die Sinneswahrnehmung, indem sie Farben lebendiger erscheinen lässt, Klänge intensiver wirken lässt und die Grenzen der eigenen Wahrnehmung erweitert. Dieser gesteigerte sensorische Input kann zu tieferen ästhetischen Genüssen führen.

**2. Kreativitätssteigerung:**
In der Mididosis öffnen sich die Pforten für einen kreativen Fluss. Viele Künstler und Kreative schätzen diese Dosierung, da sie die Fähigkeit zur Innovation, Kreativität und originellem Denken zu fördern scheint.

**3. Bewusstseinserweiterung:**
Eine Mididosis ermöglicht eine subtile, aber bedeutende Erweiterung des Bewusstseins. Die Nutzer berichten von einem tieferen Verständnis für ihre Gedanken, Emotionen und die umgebende Welt.

**4. Euphorie und Glücksgefühl:**
Die Mididosis bringt oft ein starkes Gefühl von Euphorie und Glückseligkeit mit sich. Viele Menschen erleben eine tiefere Verbindung zu positiven Emotionen und fühlen sich von einer allgemeinen Lebensfreude erfüllt.

**5. Therapeutisches Potenzial:**
Im therapeutischen Kontext wird die Mididosis zunehmend erforscht. Sie könnte eine Brücke zwischen niedrigen Dosen, die zur Linderung von Angstzuständen beitragen, und höheren Dosen, die tiefgreifende emotionale Heilung ermöglichen, darstellen.

**6. Tieferes Selbstverständnis:**
Die Mididosis eröffnet den Raum für eine vertiefte Selbstreflexion. Nutzer berichten von einem tieferen Verständnis ihrer eigenen Persönlichkeit, Motivationen und inneren Konflikte.

**7. Verbesserte soziale Verbundenheit:**
Die moderate Dosierung fördert oft eine gesteigerte soziale Verbundenheit. Zwischenmenschliche Beziehungen können als intensiver empfunden werden, und das Empfinden für gemeinsame Erfahrungen kann vertieft werden.

**Fazit: Die Goldene Mitte der Psychedelischen Erfahrung**
Die Mididosis repräsentiert die goldene Mitte in der Welt der psychedelischen Erfahrungen – ein Raum, in dem die Türen zur Selbsterkenntnis, Kreativität und gesteigertem Bewusstsein weit geöffnet sind, ohne dass die Herausforderungen höherer Dosen überwältigend werden. Für viele ist diese Dosis ein "sweet spot", der eine ausgewogene Mischung aus Intensität und Kontrolle ermöglicht. Wie immer ist Achtsamkeit und Respekt gegenüber den psychedelischen Substanzen unerlässlich, um den maximalen Nutzen aus dieser bereichernden Dosierung zu ziehen.

# Normale Dosis: Kreative Entfaltung, veränderte Wahrnehmung

Die normale Dosis psychedelischer Substanzen ist der Bereich, den die meisten Konsumenten bevorzugen, wenn sie wirklich tiefer in die Welt der psychedelischen Erfahrungen eintauchen möchten. Hier entfaltet sich die Magie, wenn die Intensität hoch genug ist, um tiefgreifende Veränderungen im Bewusstsein zu bewirken, und gleichzeitig ausreichend kontrolliert bleibt, um eine sinnvolle Erfahrung zu ermöglichen. Dieses Kapitel widmet sich der normalen Dosis, ihren charakteristischen Merkmalen und den vielen Facetten der kreativen Entfaltung und veränderten Wahrnehmung, die sie mit sich bringt.

**1. Eintauchen in die Psychedelische Landschaft:**
Die normale Dosis ermöglicht eine tiefgreifende Erfahrung der psychedelischen Landschaft. Intensive visuelle Effekte, veränderte Raum-Zeit-Wahrnehmung und eine Vielzahl von Empfindungen prägen diese Reise. Die Nutzer erleben oft eine erweiterte Verbindung zur Umwelt und zu ihrem inneren Selbst.

**2. Kreative Entfaltung:**
Die normalen Dosen psychedelischer Substanzen sind oft mit einer erheblichen Steigerung der kreativen Fähigkeiten verbunden. Von der Malerei über die Musik bis hin zum Schreiben können Menschen in diesem Zustand ein tieferes Verständnis für ihre kreativen Potenziale entwickeln.

**3. Erweiterte Wahrnehmung:**
Die normalen Dosen eröffnen die Türen zu erweiterten Wahrnehmungsbereichen. Farben werden intensiver, Klänge werden reicher, und die Grenzen zwischen den Sinnen können verschwimmen. Diese veränderte Wahrnehmung führt zu einem intensiveren Erleben der Umwelt.

**4. Tiefe Selbsterkenntnis:**
Die psychedelische Erfahrung in normalen Dosen kann zu tiefgreifender Selbsterkenntnis führen. Nutzer berichten von einem tieferen Verständnis ihrer eigenen Persönlichkeit, ihrer Motivationen und der Dynamik ihrer Beziehungen.

**5. Spirituelle Erlebnisse:**
Viele Menschen berichten von spirituellen Erlebnissen in normalen Dosen. Die Verbindung zu transzendenten Dimensionen, das Gefühl der Einheit mit dem Universum und die Begegnung mit spirituellen Entitäten sind mögliche Facetten dieser Erfahrung.

**6. Therapeutisches Potenzial:**
Die normalen Dosen werden zunehmend in therapeutischen Kontexten erforscht. Insbesondere bei der Behandlung von Angstzuständen, Depressionen und posttraumatischen Belastungsstörungen könnten diese Dosen therapeutisches Potenzial haben.

**7. Herausforderungen des "Normaldosing":**
Mit der Intensität der normalen Dosis gehen auch Herausforderungen einher. Ein angemessenes Set und Setting sind entscheidend, um negative Erfahrungen zu minimieren. Zudem können die lang anhaltenden Wirkungen eine gewisse Planung erfordern, um die gesamte Dauer der Erfahrung zu berücksichtigen.

**Die Magie der Normalen Dosis**
Die normale Dosis psychedelischer Substanzen eröffnet eine Welt der kreativen Entfaltung, veränderten Wahrnehmung und tiefgreifenden Erkenntnissen. Hier kann sich die Magie entfalten, wenn die reisende Person bereit ist, die Türen des Bewusstseins zu öffnen und in die faszinierende Psychedelische Landschaft einzutauchen. Respektvolle Achtsamkeit, Vorbereitung und ein unterstützendes Umfeld sind Schlüsselkomponenten für eine sinnvolle und bereichernde Erfahrung in normalen Dosen.

# Hohe Dosis: Tiefgreifende Bewusstseinsveränderungen

Die hohe Dosis oder auch "High Dose" psychedelischer Substanzen markiert den Gipfel der psychedelischen Erfahrung, eine Reise in die Tiefen des Bewusstseins, die oft von intensiven und transformativen Veränderungen geprägt ist. Dieses Kapitel widmet sich der Faszination und den Herausforderungen der High Dose, einem Bereich, in dem die Grenzen des Selbst und der Realität verschwimmen.

**1. Intensive Raum-Zeit-Verzerrungen:**
In hohen Dosen nehmen Raum und Zeit oft eine andere Dimension an. Eindrücke verschmelzen, und die lineare Struktur des Zeitflusses wird aufgehoben. Dies führt zu einem intensiven Gefühl der Gegenwart und der Entfaltung multidimensionaler Realitäten.

**2. Eintauchen in das kollektive Unbewusste:**
Die High Dose ermöglicht häufig ein tiefes Eintauchen in das kollektive Unbewusste. Archetypische Symbole, allegorische Visionen und das Gefühl, Teil eines größeren kosmischen Ganzen zu sein, prägen diese Erfahrung.

**3. Mystische und spirituelle Erfahrungen:**
Viele Menschen berichten von mystischen oder spirituellen Erfahrungen in hohen Dosen. Die Verbindung zu höheren Ebenen des Bewusstseins, Begegnungen mit göttlichen Wesen oder die Verschmelzung mit transzendenten Kräften sind mögliche Aspekte dieser tiefgreifenden Bewusstseinsveränderungen.

**4. Auflösung der Ego-Grenzen:**
In der High Dose können die Grenzen des Egos aufgelöst werden. Das Gefühl der getrennten Identität verschwindet, und es entsteht eine Einheit mit allem, was existiert. Diese Auflösung kann zu tiefem Mitgefühl und einer erweiterten Perspektive auf das Leben führen.

**5. Katalysator für emotionale Heilung:**
Tiefgreifende Bewusstseinsveränderungen in hohen Dosen können als Katalysator für emotionale Heilung dienen. Traumata können aufgedeckt und bearbeitet werden, und Menschen erfahren oft eine tiefe Transformation ihrer emotionalen Landschaft.

**6. Herausforderungen der High Dose:**
Mit der Intensität der High Dose gehen auch Herausforderungen einher. Die Grenzen zwischen Realität und Fantasie können verschwimmen, was zu Desorientierung und Angst führen kann. Die Integration dieser tiefgreifenden Erfahrungen kann ebenfalls anspruchsvoll sein.

**7. Transzendenz und Rückkehr:**
In hohen Dosen erreichen die Reisenden oft einen Zustand der Transzendenz, in dem die üblichen Begrenzungen des menschlichen Bewusstseins aufgehoben werden. Nach dieser intensiven Reise kehren die Menschen oft mit einem erweiterten Verständnis der Welt und ihres eigenen Selbst zurück.

**Die Gipfel der Psychedelischen Erfahrung erklimmen**
Die hohe Dosis psychedelischer Substanzen ist eine Expedition in die Gipfel des Bewusstseins, ein Weg, der tiefgreifende Bewusstseinsveränderungen und transformative Erfahrungen verspricht. Für jene, die bereit sind, die Herausforderungen anzunehmen und die Magie dieser Reise zu erkunden, kann die High Dose eine Schlüsselrolle in der persönlichen Entwicklung und spirituellen Entfaltung spielen. Dennoch ist es unerlässlich, diesen Weg mit größter Achtsamkeit, Respekt und vorbereitender Sorgfalt zu betreten, um die volle Tiefe und Bedeutung dieser tiefgreifenden Bewusstseinsveränderungen zu erfassen.

# "Hero" Dose: Grenzerfahrungen und spirituelle Tiefe

Die sogenannte "Hero Dose" repräsentiert einen apokalyptischen Gipfel der psychedelischen Erfahrung – eine Reise in die äußersten Grenzen des Bewusstseins, gezeichnet von intensiven, oft mystischen und spirituellen Erfahrungen.

**1. Überwindung der Schleier der Realität:**
Die Hero Dose ermöglicht eine vollständige Überwindung der Schleier der Realität. Die Grenzen zwischen dem Selbst, der Umwelt und dem Universum verschwimmen zu einem undifferenzierten Ganzen. Diese Erfahrung geht oft über konventionelle Vorstellungen von Raum und Zeit hinaus.

**2. Ekstatische Mystik:**
Die Hero Dose kann zu ekstatischen mystischen Erfahrungen führen. Ein Gefühl der Einheit mit allem, göttliche Verbundenheit und die Verschmelzung mit höheren Ebenen des Bewusstseins prägen diesen tiefgehenden Zustand.

**3. Transzendenz und Selbstauflösung:**
In der Hero Dose erleben die Reisenden oft eine vollständige Transzendenz des Selbst. Das individuelle Ego löst sich auf, und es entsteht ein Zustand der reinen Bewusstheit, der oft als Einheit mit dem Göttlichen oder dem Kosmos beschrieben wird. Dabei muss man beachten, dass viele Konsumenten diesen Prozess wortwörtlich als "sterben" bezeichnen. Sie sind sich sicher, gestorben und neu geboren zu sein - nicht selten geschieht dieser Prozess mehrmals in einer einzigen Session.

**4. Archetypische Reisen:**
Heldenreisen und archetypische Symbole durchziehen die Hero Dose. Die Psyche kann tief in das kollektive Unbewusste eintauchen, und Reisende erleben oft allegorische Abenteuer, die eine tiefere Bedeutung und Weisheit vermitteln.

**5. Heilung auf spiritueller Ebene:**
Die Hero Dose kann eine umfassende spirituelle Heilung initiieren. Tief verwurzelte emotionale Blockaden, Traumata und existenzielle Ängste können auf eine transzendente Weise bearbeitet und gelöst werden.

**6. Herausforderungen der Hero Dose:**
Mit den tiefen Erlebnissen der Hero Dose gehen immense Herausforderungen einher. Die Reise in unbekannte spirituelle Tiefen kann mit Angst, Desorientierung und der Notwendigkeit intensiver Integration verbunden sein.

**7. Rückkehr als Erleuchteter:**
Nach einer Hero Dose kehren die Reisenden oft als "Neugeborene" zurück. Die Erfahrungen haben tiefgreifende Auswirkungen auf das Selbstbild, die Weltanschauung und das Verständnis von Spiritualität. Die Rückkehr kann als Segen oder Fluch empfunden werden, je nachdem, wie die neu gewonnenen Erkenntnisse integriert werden.

**Die Hero Dose als Gipfel der Transformation**
Die Hero Dose psychedelischer Substanzen markiert den Gipfel der Transformation und spirituellen Entfaltung. Es ist eine Reise ins Unbekannte, eine Begegnung mit dem Göttlichen (oder ultimativ "teuflischem") und beendet häufig die Suche nach dem Sinn des Lebens mit einer individuellen Antwort. Sowohl die Hero als auch die hohe Dosis sollten in meinen Augen ausschließlich unter ärztlicher und psychotherapeutischer Begleitung erfolgen, da man nur so wirklich loslassen kann und sich dennoch sicher fühlen kann und wichtige Orientierung erhält.

# Vor der Erfahrung: So bereitest Du eine sichere Erfahrung vor

Psychedelische Erfahrungsreisen sind in ihrer Ausprägung überaus individuell. Man kann also niemals vorhersehen, wie die Reise am jeweiligen Tag verlaufen und welche Reaktionen sie im Denken und Fühlen hervorrufen wird. Nun ist es aber aus meiner Sicht überaus wichtig, mit einer gewissen Sicherheit in die Erfahrung zu gehen, weil sich etwaige Ängste und Sorgen - speziell bezüglich der Reise - in dieser dann multiplizieren und einen schlechten "Trip" hervorrufen können. Zum Glück gibt es Faktoren, die wir vor und während der Reise beeinflussen könnten, um diese möglichst sicher zu gestalten. Das wiederum gibt uns die Sicherheit, dass wir uns voll auf die Erfahrung einlassen können, ohne uns Sorgen darum zu machen, was alles schieflaufen könnte.

Die Schaffung eines sicheren Rahmens ist daher von entscheidender Bedeutung für eine positive und bedeutungsvolle psychedelische Erfahrung. An dieser Stelle kommen "Set und Setting" ins Spiel. Was heißt das? Hier ist gemeint, dass der eigene Gemütszustand und die äußere Umgebung das Fundament bilden, auf dem die Reise des Bewusstseins ruht. Je stabiler es ist, umso risikominimierter und bedeutungsvoller ist die Reise in der Regel.

Dieses Kapitel widmet sich daher der Bedeutung von Set und Setting und bietet Einblicke in die Schlüsselelemente, die zu einer sicheren und bereichernden psychedelischen Erfahrung beitragen. Denn in der Welt der Psychedelika ist der Kontext genauso wichtig wie die Substanz selbst.

# "Set" (persönlicher Zustand) und "Setting" (Umfeld)

Aus meiner Sicht kann die Bedeutung von "Set" und "Setting" für eine psychedelische Erfahrung gar nicht überbetont werden. Wie schon erwähnt, bilden beiden Konzepte bilden das Grundgerüst, das ganz wesentlich über Erfolg und Misserfolg einer Reise entscheiden kann. Hier werfen wir einen genaueren Blick darauf, wie der persönliche Zustand (Set) und das Umfeld (Setting) miteinander interagieren und wie wir sie möglichst so gestalten können, damit die Reise möglichst sicher und sinnvoll verläuft. Diese Konzepte sind übrigens nicht nur in den kulturellen Praktiken, sondern auch in der wissenschaftlichen Forschung von großer Bedeutung.

**1. Set: Der Persönliche Zustand**

"Set" bezieht sich auf die innere Verfassung einer Person vor dem Einnehmen eines Psychedelikums. Dazu gehören die kurz- und langfristigen psychischen Bedingungen, Erwartungen, Stimmungen und die allgemeine geistige Haltung. Der mentale Zustand und die psychologischen Vorbereitungen einer Person können die Erfahrungen unter dem Einfluss von Psychedelika stark beeinflussen. Faktoren wie persönliche Überzeugungen, aktuelle Lebensumstände, psychische Gesundheit und sogar die Ziele der psychedelischen Sitzung sind hier entscheidend. Ein positives "Set" kann helfen, tiefgreifende und heilsame Erfahrungen zu fördern, während ein negatives "Set" das Risiko von unangenehmen oder traumatischen Erlebnissen erhöhen kann. Ich selbst habe dies auch schon häufiger erlebt. Je positiver, erwartungsfroher und entschiedener (Intention möglichst gut kennen) ich in eine psychedelische Reise gehe, umso positiver und sinnvoller ist sie und umso nachhaltiger und tiefgreifender sind die Resultate. Kurz und knapp:

- **Psyche und Emotionen:** Der persönliche Zustand, also der psychische und emotionale Zustand, bildet das "Set". Ängste, Stress oder Depressionen können die Erfahrung negativ beeinflussen. Ein bewusster, zielgerichteter, aufgeschlossener und ruhiger Geist fördert hingegen eine positive Reise.
- **Intention und Vorbereitung:** Die Absicht (Intention) ist entscheidend. Die klare Definition dessen, was erreicht oder

erforscht werden soll, lenkt die psychedelische Erfahrung. Eine angemessene Vorbereitung stärkt den persönlichen Zustand zusätzlich. Dabei gilt stets der Leitsatz: "Die Medizin gibt dir nicht, was Du willst, sondern das, was Du brauchst." Bei mir ist zum Beispiel so, dass meine spezifische Intention bei psychedelischen Erfahrungen selten eins zu eins bzw. auf die von mir im Vorfeld imaginierte Art und Weise von der Medizin behandelt wird. Im Nachgang wird mir aber immer bewusst, wie die jeweilige Substanz einen anderen Weg genommen hat, um mir genau das, was ich hinsichtlich meiner Intention wissen, fühlen und erfahren musste, ganz genau aufzuzeigen.

- **Erfahrungsniveau:** Das individuelle Erfahrungsniveau mit psychedelischen Substanzen spielt ebenfalls eine große Rolle. Anfänger neigen gerade dann, wenn sich starke negative Gefühle oder Gedanken präsentieren, in Stress und Angst zu verfallen, was die Gedanken und Gefühle aber nur weiter verstärkt. Die Angst davor die Kontrolle zu verlieren, gegenüber der Akzeptanz diese willentlich und widerstandsfrei abzugeben, lenkt die Erfahrung häufig in eine völlig andere Richtung. Dabei gilt aber immer: "alles, was passiert, ist gut, so, wie es passiert.". Akzeptiere es, gib Dich hin, atme und öffne Dein Herz (ich weiß, klingt abgedroschen) - das ist die effektivste Art der Transformation. Im Prinzip die Definition des "Nichtstuns" und der absoluten Akzeptanz (und Selbstliebe).

**2. Setting: Das Umfeld**

"Setting" beschreibt die äußere Umgebung, in der die psychedelische Erfahrung stattfindet. Dies umfasst den Ort (wie ein Zimmer, ein Wald, ein speziell vorbereiteter Raum), die Anwesenheit, Persönlichkeit und Energie anderer Personen (Freunde, Guides, Therapeuten), die allgemeine Atmosphäre sowie kulturelle und soziale Kontexte. Ein unterstützendes und sicheres "Setting" kann eine positive Erfahrung fördern und dem Einzelnen helfen, sich während der Erfahrung sicher und geborgen zu fühlen und kann Verbundenheit und Inspiration fördern. Dazu gehören oft eine ruhige Umgebung, angenehme visuelle und auditive Reize und die Gewissheit, dass man bei Bedarf Unterstützung erhalten kann. Kurz und knapp:

- **Physischer Ort:** Der Ort bzw. Raum, an dem die Erfahrung stattfindet, ist Teil des "Setting". Ein sicherer, vertrauter Raum ist gerade zu Beginn besonders wichtig. Die Möglichkeit, sich frei zu bewegen oder sich zurückzuziehen, sollte ebenfalls gewährleistet sein. Ich persönlich habe meine schönsten Erfahrungen in der Natur gemacht. Die spirituell tiefgreifendste Erfahrung habe ich jedoch in einer Art offener Turnhalle - allerdings mitten in der Natur - im Rahmen einer Zeremonie gemacht. Das heißt, es waren erfahrene Guides und Schamanen anwesend, die unsere Reise begleitet und ein Gefühl der Sicherheit vermittelt haben.

- **Personen im Umfeld:** Die Anwesenheit und die Energie anderer Menschen im Umfeld spielen eine wichtige Rolle. Ein unterstützendes und einfühlsames Umfeld kann Sicherheit und Trost bieten. Nichtsdestotrotz ist es häufig besser, wenn man (Vertrauens-)Personen als sogenannte "Trip-Sitter" einbezieht, zu denen nicht unbedingt eine ausgeprägte persönliche Beziehung besteht. Warum? Loszulassen und etwaig untypische, verrückte Dinge zu tun, fällt uns vor uns wenig bekannten Menschen einfacher. Nichtsdestotrotz sollten es Personen sein, denen wir vertrauen. Ideal ist eine Kombination aus Arzt/Krankenschwester, Therapeut und spiritueller Begleiter.
- **Atmosphäre und Musik:** Die Atmosphäre des Raumes und die Art der Musik beeinflussen die Erfahrung. Beruhigende Klänge und eine angenehme Umgebung fördern positive Stimmungen. In meiner tiefgreifendsten Erfahrung wurde im Rahmen der Zeremonie stundenlang professionell Gitarre gespielt, gesungen und dazu getrommelt und liebevolle, positive, suggestive Gesänge zelebriert.

**Das Wechselspiel zwischen Set und Setting**

Die Konzepte von Set und Setting wurden in den 1960er Jahren von Psychologen wie Timothy Leary hervorgehoben, die die Bedeutung dieser Faktoren bei der Gestaltung psychedelischer Erfahrungen erkannten. Sie argumentierten, dass das Risiko negativer Erfahrungen minimiert und das Potenzial für positive Veränderungen maximiert werden kann, indem man sowohl die innere Bereitschaft als auch die äußeren Umstände sorgfältig vorbereitet und steuert. Wie ich schon erwähnt habe, wird diesen Konzepten in der modernen psychedelischen Therapie große Aufmerksamkeit geschenkt. Therapeuten und Forscher arbeiten daran, optimale Bedingungen zu schaffen, die die therapeutischen Vorteile von Psychedelika maximieren und gleichzeitig die Risiken minimieren (und natürlich auch die Erfahrungen wissenschaftlich vergleichbar machen). Dies umfasst die sorgfältige Auswahl von Teilnehmern, die Vorbereitung auf die Erfahrung, die Gestaltung eines unterstützenden physischen Raums und die Bereitstellung von professioneller Begleitung während der Sitzung. Zusammenfassend lässt sich sagen, dass Set und Setting entscheidende Faktoren sind, die die Qualität und Sicherheit psychedelischer Erfahrungen wesentlich beeinflussen können. Durch das Verständnis und die bewusste Gestaltung dieser Aspekte können Individuen und Therapeuten dazu beitragen, die positiven Potenziale psychedelischer Substanzen zu erschließen.

Darüber hinaus gibt es aber auch ein interessantes Wechselspiel von Set und Setting. Dieses dynamische Zusammenspiel beeinflusst nicht nur die Intensität und Qualität der Erfahrung, sondern kann auch die langfristigen psychologischen Auswirkungen bestimmen.

- **Set beeinflusst die Wahrnehmung des Settings:** Die innere Verfassung einer Person (Set) färbt die Wahrnehmung und Interpretation ihrer Umgebung (Setting). Eine positive, offene geistige Haltung kann dazu führen, dass die äußere Umgebung als unterstützend und sicher empfunden wird, was wiederum positive Erfahrungen fördert. Umgekehrt kann eine ängstliche oder negative innere Haltung dazu führen, dass dieselbe Umgebung als bedrohlich oder überwältigend wahrgenommen wird.
- **Setting moduliert die Effekte des Sets:** Die äußere Umgebung kann die psychologischen Effekte der psychedelischen Substanz verstärken, mildern oder auf spezifische Weise formen. Ein beruhigendes, wohlstrukturiertes Setting kann beispielsweise dazu beitragen, Angst zu reduzieren und ermöglicht es dem Individuum, sich auf innere Erfahrungen einzulassen. Ein chaotisches oder reizüberflutetes Setting kann hingegen zu Unbehagen oder einer verstärkten Konfrontation mit inneren Konflikten führen.
- **Achtsamkeit und Selbstregulation:** Die Fähigkeit zur Achtsamkeit und Selbstregulation ist entscheidend. Ein bewusstes Navigieren durch den persönlichen Zustand und das Umfeld trägt zu einer ausgewogenen Reise bei. Die wichtigsten Instrumente dabei sind Bewusstheit, Atmung, Widerstandslosigkeit, Akzeptanz und Selbstliebe.

**Harmonie zwischen Innerem und Äußerem**

In der Symbiose von "Set" und "Setting" liegt die Kraft einer tiefgehenden und sichereren psychedelischen Erfahrung. Das bewusste Gestalten des persönlichen Zustands und der Umgebung schafft eine harmonische Basis, auf der die Reise des Bewusstseins gedeihen kann. Für mich ist es das Zusammenspiel von Innerem und Äußerem (in der Hermetik auch "wie oben so unten" bzw. "wie innen so außen"), das den Weg für eine sinnvolle und transformative Reise ebnet.

# Perfektes Set und Setting und optimale innere Vorbereitung

Eine gut durchdachte Vorbereitung von Set und Setting kann den Unterschied zwischen einer bereichernden und einer herausfordernden psychedelischen Erfahrung ausmachen. In diesem Kapitel beleuchten wir die Schlüsselelemente der Vorbereitung, angefangen bei der mentalen Einstellung bis hin zur Schaffung eines unterstützenden Umfelds. Darüber hinaus möchte ich Dir eine kurze Liste mit Tipps und Strategien an die Hand geben, die mir dabei geholfen haben, ein optimales Set und Setting zu schaffen.

**Set (innere Verfassung)**
Wir sind Menschen, keine Roboter. Wir können also nicht einen Schalter umlegen und an Tag X "gut drauf sein". Wir Menschen, zumindest die meisten von uns - insbesondere jene mit psychischer Vorbelastung -, müssen uns sukzessive und mit genügend Vorlauf auf etwas vorbereiten, um am entscheidenden Tag möglichst wenig denken und möglichst viel geschehen lassen zu können. Folgende Punkte sind für mich nicht erst am Tag der Substanzeinnahme relevant, sondern schon Tage, Wochen, ja manchmal Monate vor der eigentlichen Erfahrung.

- **Persönliche Intention setzen:** Kläre für dich selbst, was du von der Erfahrung erhoffst. Schreibe deine Absichten auf. Diese können sowohl sehr spezifisch als auch sehr allgemein sein. Beispiele:
    - Ich möchte Heilung erfahren.
    - Ich möchte den Tod einer bestimmten Person verarbeiten
    - Ich möchte mein Geburtstrauma auflösen
    - Ich möchte von meiner Depression geheilt werden
    - Ich möchte wieder mit mir selbst in Kontakt kommen und mehr Selbstliebe erfahren
    - Ich möchte die Probleme mit einer bestimmten Person oder in einer Partnerschaft auflösen
- **Mentale Vorbereitung:** Aus meiner eigenen Erfahrung hilft es sehr, sich im Vorfeld bereits in Praktiken wie Meditation, Yoga, Atempraktiken oder achtsamem Spazierengehen zu üben.

Werkzeuge, die dazu beitragen, mit einem ruhigen Geisteszustand in die Erfahrung zu gehen.

- **Emotionale Bereitschaft:** Achte auf deine emotionalen Zustände. Vermeide psychedelische Erfahrungen während emotional turbulenter Phasen, es sei denn, es ist Teil einer therapeutischen Begleitung. Ich würde zum Beispiel selbst eine lang vorbereitete psychedelische Reise nicht antreten, wenn am Tag zuvor meine langjährige Beziehung in die Brüche gegangen wäre.
- **Wissen aneignen:** Informiere dich über die Substanz, ihre Wirkungen, mögliche Risiken und Kontraindikationen, sowie Sicherheitsvorkehrungen, die Du treffen kannst.
- **Unterstützungsnetzwerk informieren:** Nachdem ich meine ersten psychedelischen Erfahrungen vor meinen Eltern und meiner Schwester geheim gehalten habe, habe ich meine letzte Ayahuasca-Reise im Vorfeld angekündigt. Das hat mir tatsächlich dabei geholfen, nicht mehr daran zu denken, was wohl meine Familie von mir denken würde, wenn sie nur wüssten, was ich da treibe, da ich diesem Angstgedanken ganz offen entgegengegangen bin. Darüber hinaus hilft es, das Unterstützungsnetzwerk zu informieren, um sicher zu sein, sollte wider Erwarten doch irgendetwas schief gehen, von dem eigenen Umfeld Hilfe zu erhalten.
- **Erwartungen reduzieren, Internationalität erhöhen:** Wer kennt es nicht. Hohe Erwartungen, insbesondere an sich selbst, kann man nur selten erfüllen und werden meist enttäuscht. Nun ist es, das weiß ich aus eigener Erfahrung, überaus schwer, realistische Erfahrungen an eine lang gehegte psychedelische Reise zu haben. Insbesondere dann, wenn es uns schlecht geht und wir unbedingt gesund und heil werden möchten. Mir hat dabei geholfen, mich auf meine Intention zu konzentrieren. Damit meine ich "was möchte ich mit meiner Reise erreichen?". Damit meine ich NICHT: "wie erreiche ich es". Zudem ist es überaus hinderlich, sich im Vorhinein etwaige Resultate auszumalen. Lass die Erfahrung auf Dich zukommen, mit so reinem Geist wie möglich. Sei Dir aber tief bewusst, was Du erreichen willst.
- **Elektrisierende Diät:** Bestimmt kennst Du den Spruch "Du bist, was Du isst." Nun, dies könnte kaum mehr zutreffen als in der Vorbereitung auf eine psychedelische Erfahrung. Ich persönlich habe die besten Erfahrungen gemacht, wenn ich auf nüchternem Magen in die Erfahrung gegangen bin. Das hilft nicht zuletzt dabei,

etwaig aufkommende Übelkeit - mit der ich häufig zu kämpfen habe - zu reduzieren. Darüber hinaus geht es bei einer psychedelischen Diät darum, die sogenannte Elektrizität des Körpers im Vorfeld zu erhöhen. Je reiner und je höher der Schwingungszustand unseres Körpers, umso einfacher ist es für uns, eine Verbindung mit der Substanz aufzubauen. Folgende Diät habe ich von Schamanen in Mexiko erhalten, die mindestens 3 Tage vor der Einnahme durchgeführt werden sollte (bitte auf etwaige Kontraindikationen achten!), um die elektrische Leitungsfähigkeit des Körpers zu maximieren:

- 1 Suero Casero: Füge zu 1L Wasser 1/2 TL Salz und 1/4 TL Natriumkarbonat (Natron) und etwas Honig und Zitrone oder Limette hinzu.
- 2 Rindfleisch, Geflügel und Fisch sind erlaubt
- 3 Iss Maistortillas, Salz und Chili
- 4 Konsumiere täglich Tepache. Das ist ein mexikanisches Annanas-Maisgetränk (häufig fermentiert)
- 5 Trinke morgens 1 Shot frischen Limetten- oder Zitronensaft auf nüchternem Magen
- Folgende Nahrungsmittel und Getränke sollten vermieden werden, um den PH-Wert des Körpers zu optimieren, also Versäuerung und Darmfermentation zu vermeiden:
  - ✕ Purifiziertes, stark gefiltertes Wasser, Säfte, zuckerhaltige Erfrischungsgetränke oder Energy-Drinks
  - ✕ Schweinefleisch, Meerefrüchte, Milchprodukte (Käse, Milch, Sahne, etc.) Weizenprodukte (Brot, Nudeln, etc.), Früchte, sowie stärkehaltiges Gemüse wie z.B. Kartoffeln oder Möhren
  - ✕ Vermeide den Konsum von alkoholischen Getränken und sonstige Drogen

**Setting (Äußere Umgebung)**

Wenn uns ein Ort gefällt, wenn wir uns dort sicher fühlen, sind wir ruhiger und auch offener für positive Erfahrungen. Daher ist es aus meiner Sicht neben der inneren Vorbereitung (Set), auch die äußere Vorbereitung (Setting) bewusst und gut vorbereitet anzugehen. Für mich persönlich gibt es zwei gute Orte, um psychedelische Erfahrungen zu machen. Entweder in einem sicheren "geschlossenen" Raum wie einem Haus mit Rückzugsorten oder draußen an der freien Natur. Dabei muss uns bewusst sein, dass das Setting durchaus starken Einfluss auf unsere Reise nehmen kann. Je mehr wir die Reise in uns selbst antreten möchten, umso wichtiger ist es, sich sicher und geborgen zu fühlen. Hier sind ein paar Punkte, die Dir helfen sollen, das perfekte Setting herzustellen:

- **Dosis sorgfältig wählen:** Eine angemessene Dosierung ist entscheidend. Starte niemals mit einer niedrigen bis mittleren Dosis, besonders wenn es deine erste Erfahrung ist oder wenn du dich in einer neuen Umgebung befindest.
- **Sichere Umgebung:** Wähle einen Ort, an dem du dich sicher und ungestört fühlst. Dies könnte dein Zuhause, die Natur oder ein speziell eingerichteter Raum sein.
- **Privatsphäre gewährleisten:** Privatsphäre ist entscheidend. Ein Ort, der vor unerwünschten Störungen schützt, ermöglicht es, sich vollständig auf die innere Reise zu konzentrieren.
- **Rückzugsmöglichkeiten:** Ein geeigneter Ort sollte daher auch Rückzugsmöglichkeiten bieten, auf die man bei Bedarf in Momenten der Stille oder persönliche Reflexion ausweichen kann.
- **Naturnähe:** Wenn möglich, sollte der Ort eine Verbindung zur Natur haben. Ein Garten, ein Balkon oder ein Raum mit Pflanzen können die Erfahrung bereichern.
- **Bewegungsfreiheit:** Die Möglichkeit, sich frei zu bewegen, ist essentiell. Ein Ort mit genügend Raum für Spaziergänge oder Yoga kann die Erfahrung erweitern.
- **Stille in der Umgebung:** Ein ruhiges Umfeld ist wichtig. Störfaktoren wie laute Nachbarn, Verkehrslärm oder andere externe Geräusche sollten minimiert werden.
- **Abwesenheit von unerwarteten Gästen:** Die Wahrscheinlichkeit unerwarteter Besucher sollte unbedingt minimiert werden.
- **Wetterbedingungen beachten:** Bei der Auswahl eines Ortes im Freien sollten die Wetterbedingungen berücksichtigt werden. Ein Plan B für unerwartetes Wetter ist empfehlenswert.
- **Kälte- Wärmeregulierung:** Sorge dafür, dass Du Decken, Schlafsack, Unterlagen wie Yogamatte oder Luftmatraze, Mütze und

ggfs. dicke Socken und Handschuhe zur Verfügung hast. Häufig kann es durch eine verminderte körperliche Sensibilität zu Unterkühlungen kommen, daher ist es wichtig, dass wir uns dagegen schützen. Außerdem fühlt man sich gut eingepackt und warm eher geborgen.

- **Getränke und Obst:** Du solltest genügend Wasser, nicht-anregenden Tee und auch ein paar Obststücke in der Nähe haben, um weder Durst noch Hunger (unwahrscheinlich) leiden zu müssen.
- **Steuerung von Reizen:** Bereite eine Auswahl an Musik vor, die die gewünschte Stimmung fördert. Berücksichtige auch die Beleuchtung – dimmbare oder farbige Lichter können hilfreich sein.
- **Kontaktmöglichkeiten:** Klare Kommunikationswege sollten vorbereitet werden. Die Möglichkeit, in Notfällen mit vertrauten Personen oder Fachleuten in Kontakt zu treten, ist wichtig.
- **Verfügbarkeit eines Sitters:** Eine vertrauenswürdige Person, die nüchtern bleibt und während der Erfahrung anwesend ist, kann sehr beruhigend sein (s. O.).
- **Dauer der Erfahrung berücksichtigen:** Je nach Substanz variiert die Dauer der psychedelischen Erfahrung. Einen Zeitplan zu erstellen, der die gesamte Dauer der Reise umfasst, hilft, die Zeit im Auge zu behalten. Ich persönlich habe außerdem die besten Erfahrungen gemacht, wenn ich die Erfahrung die Nacht über hatte, weil dann die äußeren Einflüsse auf ein Minimum reduziert werden.
- **Rückkehr in den Alltag:** Eine sanfte Rückkehr in den Alltag ist wichtig. Also bitte nicht am Folgetag zurück an den stressigen Arbeitsplatz! Zeit für Ruhe, Reflexion und Integration sollte unbedingt eingeplant werden, damit die Erfahrung nachhaltig wirken kann.

**Ein bewusster Weg zu einer Transformationsreise**

Die Vorbereitung auf eine psychedelische Erfahrung ist ein bewusster und entscheidender Schritt. Ein sorgfältig gestalteter Rahmen, eine klare Intention und ein unterstützendes Umfeld bilden das Fundament für eine tiefgehende und transformative Reise. Die bewusste Auseinandersetzung mit der psychedelischen Erfahrung ermöglicht nicht nur die Navigation durch die Höhen und Tiefen, sondern auch die Integration der gewonnenen Erkenntnisse in das tägliche Leben.

# Während der Erfahrung: so meisterst Du selbst negative Erfahrungen!

Die Vorstellung eines Horrortrips kann beängstigend sein, und obwohl die Mehrheit der psychedelischen Erfahrungen positiv und bereichernd sind, können stets unvorhergesehene Herausforderungen auftreten. Ich bin der festen Meinung, dass psychedelische Reisen nur selten durchwegs positiv verlaufen - und das ist auch gut so! Es ist wie im Leben. Wenn wir immer nur auf dem "Hoch" sind und niemals "Tiefs" erleben, verlieren wir den Bezug und alles verkommt zu einem Einheitsbrei. Es ist unmöglich stets glücklich zu sein, weil uns erst die Tiefen wieder dabei helfen, die Höhen schätzen zu lernen und danach zu streben. In diesem Kapitel konzentrieren wir uns darauf, wie man sich vorbereiten kann, um negative Erlebnisse zwar nicht auszuschließen, aber zumindest zu wissen, welche Maßnahmen ergriffen werden können, falls sie eintreten:

- **Offenheit:** Bleibe offen für das, was die Erfahrung bringt, auch wenn es unerwartet oder herausfordernd ist. Je offener Du negativen Gedanken und Gefühlen entgegentrittst, umso transformativer ist die Erfahrung meistens.
- **Atmung:** Konzentriere dich auf tiefe, ruhige Atemzüge, um dich zu beruhigen, wenn du dich überwältigt fühlst. Das hat mir extrem geholfen. Atme Dich sozusagen "durch die Situation" hindurch und auch in die etwaig schmerzhaften oder sich unangenehm anfühlenden Körperteile hinein.
- **Kommunikation:** Wenn du mit einem Sitte oder Begleiter bist, vereinbart Zeichen oder Worte, um Bedürfnisse einfach zu kommunizieren.
- **Ho'oponopono:** Dies ist ein traditionelles Verfahren der Hawaiier zur Aussöhnung und Vergebung und hat mir persönlich in überwältigenden Situationen ebenfalls sehr geholfen. Ich habe es einfach Mantra-artig vor mir her gesprochen, um mich zu beruhigen. Der Ablauf ist denkbar einfach:

- Zuerst sprichst du den Satz „Es tut mir leid“. Dadurch erkennen und nehmen wir an, was ist
- Darauffolgend sagst du „Bitte verzeih mir“. Dadurch bitten wir um Verzeihung für bewusste oder unbewusste Fehler
- Als Nächstes „Ich liebe dich“. Das symbolisiert bedingungslose Liebe zurr Person oder Situation, die zu dem Konflikt geführt hat
- Als Letztes sagst du „Danke“. Dankbarkeit ist eines der mächtigsten Instrumente für allgemeines Wohlergehen. Wir bedanken uns also dafür, dass wir das Problem erkennen und heilen durften

- **Selbstliebe:** Nur, wenn wir uns selbst lieben, können wir auch die Welt lieben. Lieben wir die Welt, liebt die Welt uns. Selbstliebe ist also alles andere als egoistisch. Im Gegenteil! Sie ist das beste Fundament, um gesunde Beziehungen und ein erfülltes Leben zu führen. Mir hat es sehr geholfen, mir immer wieder zu sagen *"Ich liebe mich"*. Und ja, das habe ich auch schon in nicht psychedelischen Zuständen versucht, aber niemals wirklich gefühlt. Durch die Öffnung meines Bewusstseins durch die Substanz könnte ich dies so sehr fühlen wie nie zuvor und wirklich Heilung erfahren.
- **Positive Ablenkung:** Ablenkung durch positive Elemente wie beruhigende Musik, eine angenehme Lichtquelle oder beruhigende Bilder kann den Fokus verlagern.
- **Kommunikation mit Sittern und professionellen Begleitern:** Offene Kommunikation mit Begleitern ist wichtig. Teile deine Gefühle und Ängste mit, damit sie dir besser helfen können.

**Selbstfürsorge und Prävention als Schlüssel**

Psychedelische Reisen können beängstigend sein, aber es gibt Schritte, die unternommen werden können, um präventiv vorzugehen und angemessen zu reagieren. Die Wichtigkeit von Selbstfürsorge, Achtsamkeit und einer unterstützenden Umgebung kann nicht genug betont werden. Solltest Du merken, dass Deine Reise in eine schlechte Richtung geht, liegt der Schlüssel in der Ruhe, der Kommunikation und der Annahme der Erfahrung als Teil des gesamten Prozesses.

# Nach der Erfahrung: Integrationsarbeit

Die Integration nach einer psychedelischen Erfahrung ist ein entscheidender Schritt, um die Einsichten und Veränderungen, die während der Erfahrung aufgetreten sind, in das alltägliche Leben zu überführen. Mir passiert es übrigens immer, dass ich Tage, Wochen und häufig sogar Monate nach einer Erfahrung noch immer wieder "Geistesblitze" einschießen oder tiefe Erkenntnisse bieten habe, die ich auf die Erfahrung und insbesondere die Neuronenvernetzung im Gehirn zurückführe. Ohne eine sorgfältige Integration besteht jedoch die Gefahr, dass die gewonnenen Erkenntnisse verblassen oder dass Veränderungen, die während der Erfahrung als bedeutsam empfunden wurden, nicht nachhaltig in das Leben des Einzelnen eingebettet werden. Bei mir war das eindeutig das Thema Selbstliebe. Ich habe erst mit 37 Jahren und in meiner ersten Ayahuasca Reise gelernt, wie es sich anfühlt, sich selbst zu lieben und nicht ständig selbst zu hassen und zu verfluchen. Alles ist gut so, wie es ist. Alles kommt so, wie es kommen muss. Doch hätte ich diese Erfahrung nicht integriert und für mich praktiziert, wäre diese positive Transformation sicherlich nicht nachhaltig gewesen.

**Warum ist Integrationsarbeit also so wichtig?**

**Verarbeitung:** Psychedelische Erfahrungen können intensiv und komplex sein, oft reich an emotionalen, psychologischen und spirituellen Einsichten. Die Integration hilft, diese Erfahrungen zu verarbeiten und zu verstehen.

**Transformation:** Durch die Integration können positive Veränderungen und Einsichten in das tägliche Leben eingeführt und aufrechterhalten werden, was zu anhaltendem persönlichen Wachstum und Verbesserungen im Wohlbefinden führt.

**Heilung:** Viele Menschen nutzen Psychedelika zur Bewältigung von Traumata oder psychischen Störungen. Die Integrationsphase ermöglicht es, heilende Einsichten zu festigen und therapeutische Fortschritte zu machen.

Letzteres kann ich auch bestätigen. Für mich war meine erste Ayahuasca-Zeremonie so bedeutsam und tiefgreifend wie 1.000 Therapiesitzungen.

**Wie kann man die Integration gestalten?**

**Physische Erholung:** Achte auf ausreichend Schlaf, gesunde Ernährung und sanfte Bewegung die Tage nach der Erfahrung. Überfordere Dich nicht wieder direkt!

**Reflexion:** Verbringe Zeit damit, über deine Erfahrung nachzudenken. Tagebuchschreiben kann ein nützliches Werkzeug sein, um Gedanken und Gefühle zu ordnen und Einsichten festzuhalten. Versuche dabei möglichst ungefiltert zu schreiben. Schreibe am besten ALLES auf, was Dir in den Kopf kommt, ohne dies zu bewerten.

**Gespräche:** Sprechen mit einem Therapeuten, einem erfahrenen Integrationscoach oder unterstützenden Freunden und Familie kann neue Perspektiven eröffnen und bei der Verarbeitung helfen.

**Kreative Ausdrucksformen:** Malen, Zeichnen, Musik oder Tanz können kraftvolle Mittel sein, um nicht-verbalisierte Aspekte der Erfahrung auszudrücken und zu erforschen.

**Meditation und Achtsamkeit:** Diese Praktiken können dabei helfen, die während der psychedelischen Erfahrung erreichte Bewusstseinserweiterung zu integrieren und zu stabilisieren.

**Veränderungen im Lebensstil:** Implementiere Veränderungen in deinem Leben, die die Einsichten und Ziele widerspiegeln, die du während deiner Erfahrung gesetzt hast. Dies kann Veränderungen in der Ernährung, im Bewegungsmuster, in zwischenmenschlichen Beziehungen oder in der Karriere umfassen. Lasse dir aber gerade für größere Veränderungen und Entscheidungen nochmal einige Tage oder Wochen Zeit, um nicht aus dem Affekt der Erfahrung zu handeln.

**Gemeinschaft:** Suche nach einer Gemeinschaft oder Gruppe, die Erfahrungen mit psychedelischen Integrationstechniken teilt. Der Austausch mit Gleichgesinnten kann Unterstützung und Bestärkung bieten.

# Teil V: Meine persönlichen Erfahrungen mit Psychedelika

*"Wer nichts erwartet, lebt schöner!"*
- Steppi Duesenberg

Ich bin weder Drogenexperte noch ein besonders erfahrener Konsument von Psychedelika. Ich kann meine psychedelischen Erfahrungen an ein paar Händen abzählen - Mikro- bzw. Minidosing ausgenommen. Die meisten meiner Erfahrungen habe ich dabei im Ausland gemacht. Von meinen ersten beiden Pilzerfahrungen mit 19 Jahren in Amsterdam (damals gab es dort noch frische Pilze zu kaufen - heute sind es weniger starke Trüffel), über Peyote in der Wüste Mexikos, LSD auf einer Wanderung am Lech in Österreich, bis hin zur Ayahuasca-Zeremonie im mexikanischen Hochland.

Dabei kann ich nicht von mir behaupten, dass ich immer zweifels- und sorgenfrei in die Erfahrung gegangen bin. Angst hatte ich aber nie. Ein gebührender Respekt war jedoch immer vorhanden. Das ist in meinen Augen auch das Wichtigste, sonst lehrt uns die Medizin jene Demut, die uns vielleicht im Umgang mit ihr (und unserem Umfeld?) gefehlt hat. Ich glaube, dass die meisten Menschen ihre Augen und Herzen vor dieser Erfahrung verschließen, weil sie Angst vor dem Moment und dem danach haben. Jeder Schritt aus der Komfortzone braucht Mut, weil er das Bisherige in Frage stellt. Die Komfortzone verlassen gehört sicherlich zu den uns Menschen am meisten Angst einflößenden Schritten, die wir gehen können. Häufig ist das aus logischer Sicht völlig unbegründet, doch in der Praxis - und das kann ich aus eigener Erfahrung absolut nachvollziehen -, sieht das doch ganz anders aus. Mich beeindruckt immer wieder, sich mal folgenden Fragen zu stellen:

- wird es uns umbringen, einer Person, die uns gefällt, ein Kompliment zu geben?

- wird es eine schlimme Erfahrung werden, heute ein paar Kilometer laufen zu gehen?
- wird es uns traurig stimmen, heute ein Buch zu lesen, statt fernzusehen?
- werden wir in der Arbeit einschlafen und unseren Job verlieren, wenn wir morgen eine halbe Stunde früher aufstehen, um unserer wahren Leidenschaft nachzugehen?

Beim Durchlesen der Fragen wirst Du für Dich höchstwahrscheinlich festgestellt haben: "natürlich nicht!" Aber warum haben wir dann nur so viel Angst davor diese Dinge zu tun?

Unser Gehirn liebt den Weg der Sicherheit. Je mehr Gefahren es ausschließen kann, umso besser bewertet es den Weg. Willkommen auf der Autobahn der Komfortzone. Sie hat zwar Abzweigungen und Ausfahrten, je länger man jedoch auf ihr fährt, umso tiefer wird die Spur und umso schwieriger und gefährlicher erscheint es uns abzubiegen. Das ist zum einen die Angst vor dem Neuen, die Angst vor der Ablehnung. Die Angst einsehen zu müssen, dass der bisherige Weg nicht wirklich der optimale war und wir einen neuen, unbequemeren einschlagen sollten, um glücklicher zu werden. Zum anderen hat es sicherlich auch mit der Erwartungshaltung zu tun, die wir hinsichtlich des Resultats haben. Ganz nach dem Motto:

*Wenn ich die Komfortzone schon verlasse, möchte ich aber auch das optimale Ergebnis haben!*

Ganz so einfach ist das in der Regel aber nicht. Verbesserungen, Optimierungen, Upgrades, wie auch immer wir sie bezeichnen mögen, benötigen immer Zeit und werden schrittweise vollzogen. Du kannst nicht das erste Mal ins Wasser springen und direkt 3 Kilometer schwimmen. Du kannst nicht auf Anhieb einen Marathon laufen. Du kannst nicht heute Sport machen und trainieren und morgen einen Sixpack erwarten. Du kannst nicht heute neben dem Job eine Selbstständigkeit beginnen und morgen Millionär sein. Genauso wenig können wir heute eine Therapie beginnen und morgen geheilt sein oder eben eine psychedelische Erfahrung machen und morgen ein anderer Mensch sein. Die Erfahrung kann uns aber inspirieren, genau diesen Weg weiter zu verfolgen. Das gelingt dann besonders gut, wenn sich erste Erfolgserlebnisse einstellen. Die Erfahrung kann uns motivieren, uns Schritt für Schritt in eine bestimmte Richtung zu bewegen.

Genau das erlebe ich aktuell mit einer Atemübung, die ich seit einigen Monaten morgens nach der Dusche um ca. 6:30 Uhr ausübe. Die Übung ist eine Art Wim Hof Kombination:

- Durchlauf: Atme 25-mal tief ein und stoße die Luft beim Ausatmen aus. Anschließend atmet man 5 Sekunden ein, hält den Atem 5 Sekunden, atmet 5 Sekunden aus und hält dann erneut 5 Sekunden. Nach dem zweiten Durchlauf stößt man den gesamten Atem aus und hält ihn für 30 Sekunden an.
- Durchlauf: Atme 30-mal tief ein und stoße die Luft beim Ausatmen aus. Anschließend atmet man 5 Sekunden ein, hält den Atem 5 Sekunden, atmet 5 Sekunden aus und hält dann erneut 5 Sekunden. Nach dem zweiten Durchlauf stößt man den gesamten Atem aus und hält ihn für 45 Sekunden an.
- Durchlauf: Atme 35-mal tief ein und stoße die Luft beim Ausatmen aus. Anschließend atmet man 5 Sekunden ein, hält den Atem 5 Sekunden, atmet 5 Sekunden aus und hält dann erneut 5 Sekunden. Nach dem zweiten Durchlauf stößt man den gesamten Atem aus und hält ihn für 60 Sekunden an.

Im Anschluss ist mein Geist derart ruhig, dass es mir sehr viel einfacher fällt, noch einige Minuten zu meditieren und meine Ziele, den auf mich wartenden perfekten Tag zu visualisieren und Danke zu sagen, für all die kleinen und großen Dinge des Lebens. Der positive Effekt dieser Übung zwar schon nach dem ersten Mal zu spüren, doch crst die kontinuierliche, bestenfalls tägliche Wiederholung erzeugt wirklich nachhaltige Ergebnisse.

Ganz ähnlich geht es mir mit dem Schreiben. Ein Buch zu schreiben ist zugleich das einfachste und schwerste Vorhaben überhaupt, da es unwahrscheinlich viel Disziplin erfordert. Auf der anderen Seite ist es einfach, weil nahezu jeder schreiben kann. Natürlich einige besser, andere schlechter, aber was hält uns davon ab, unser eigenes Buch zu schreiben oder ein neues Instrument zu lernen? Es ist der große Berg der Herausforderung, der sich uns ganz zu Beginn präsentiert und der nicht zu erklimmen möglich erscheint. Das ist der Grund, warum die meisten innerhalb der ersten Tage oder Wochen aufgeben. Doch erst, wenn man die ersten Wochen überstanden hat, zeigen sich auch erste nachhaltige Erfolge. Dieser wiederum motiviert uns, weiterzumachen. Dabei dürfen wir stets das große Ganze im Blick haben, müssen uns aber auf die kleinen, kontinuierlichen, täglichen Schritte fokussieren. Genau dabei haben mich auch Psychedelika unterstützt. Sie haben mir bezüglich der Therapie meiner Depression und Angststörung einen ersten positiven Anstoß gegeben. Sie haben mir gezeigt, wie es sein kann, wenn man sich selbst liebt und in Frieden mit sich selbst ist. Sie haben mich motiviert, tagtäglich Schritte zu gehen, um mich häufiger so zu fühlen und diese Krankheiten zu besiegen.

Danke.

# Cannabis (THC)

THC-haltiges Cannabis zählt eigentlich nicht zu den klassischen Psychedelika. Nichtsdestotrotz besitzt auch die Hanfpflanze heilende Eigenschaften und kann uns tiefere Erkenntnisse bringen. Ich selbst hatte den ersten Kontakt mit ca. 16 Jahren. Damals war das "Kiffen" etwas ganz Besonderes. Es hatte etwas mystisches und total Verbotenes. Für mich als Landkind wahrscheinlich noch deutlich mehr. War es doch damals überaus schwer, überhaupt an Gras zu kommen. Dementsprechend groß war der Reiz. Da ich jemand bin, der relativ zappelig ist und immer etwas zu tun haben muss oder sonst irgendeine Ablenkung sucht, war Cannabis natürlich "perfekt". Doch darin liegt auch die Gefahr. Man stützt sich auf eine Substanz, um etwas zu kompensieren, womit man sich nicht wirklich beschäftigen will. Ich habe mittlerweile zum Glück ein sehr gesundes Verhältnis zu Cannabis gefunden und kann es dann konsumieren, wenn ich Lust darauf habe - in der Regel bei netter Begleitung an einem abendlichen Spielabend.

In meinen Augen ist das therapeutische Potenzial von Cannabis allerdings eher überschaubar. Es kann auf der einen Seite tiefe Erkenntnisse bringen, diese umzusetzen oder sich am nächsten Tag daran zu erinnern, ist jedoch die größte Herausforderung. Insbesondere dann, wenn man regelmäßiger Konsument ist. Ich selbst hatte jedenfalls noch nie einen Geistesblitz, der mein Leben nachhaltig verändert hat. Wenngleich es sich in vielen Momenten häufig so angefühlt hat! Ja, genau das ist das heimtückische am Gras. Ich kann daher nur empfehlen, wenn überhaupt, Cannabis nur gelegentlich und bewusst zu konsumieren. Wenngleich das Suchtpotenzial überschaubar ist, so ist kenne ich aus eigener Erfahrung die Problematik des Mischkonsums. Cannabis wird in Deutschland meist zusammen mit Alkohol geraucht. Wer mit Tabakjoints groß geworden ist, wird mit dem Verdampfer oder puren Joints einfach nicht "glücklich". Es fehlt der Wumms, der Tabakflash. Doch der Mischkonsum ist genau das, was in meinen Augen so teuflisch ist. Tabak macht schnell abhängig und eh man sich versieht freut man sich auf den "Feierabend-Joint". Natürlich wegen der entspannenden Wirkung, aber - völlig unterbewusst - insbesondere wegen der Gier nach Tabak.

Was will ich damit sagen. Wer Cannabis konsumieren möchte, kann das tun, sollte es aber bestenfalls auf reine Art und Weise tun. Bestenfalls über einen Verdampfer. Auch hier spielen Set und Setting eine Rolle, um die typische "Kiffer-Paranoia" bestmöglich zu eliminieren.

# MDMA

MDMA kommt im Bereich der Psychedelika in meinen Augen eine besondere Bedeutung zu. Zum einen, da es sich dabei um eine ausschließlich chemisch erzeugte Substanz handelt und zum anderen, da sich MDMA hinsichtlich der Effekte stark gegenüber den anderen psychotropen Substanzen unterscheidet. Daher ist MDMA auch diejenige Substanz, die am meisten in der Partyszene als "Extasy" verbreitet ist. Der Effekt von MDMA ist zwar auch visueller Natur, wird jedoch ganz besonders stark auf der emotionalen Ebene.

Ich selbst habe MDMA immer nur im Partykontext konsumiert. Das heißt auf Festivals oder in Diskotheken. Da ich mit generalisierter Angststörung und speziell mit eine sozialen Phobie zu kämpfen habe, kann ich bestätigen, dass die Effekte von MDMA hinsichtlich dieser Störungen durchaus positiv sind. Man baut - ähnlich wie mit Alkohol - Hemmungen ab. Es gelingt sehr viel einfacher in Kontakt mit anderen Menschen und der Umwelt (z.B. Musik) zu kommen. MDMA kann meinen Erfahrungen nach aber durchaus auch witzige verwirrte Zustände hervorrufen. So fand ich mich beispielsweise nach einer Diskonacht bei einem Bekannten wieder und wir beschlossen - frag mich nicht warum - Google Earth zu öffnen. Ich selbst sah dabei überall tierische Formen in den Umrissen der Länder und Kontinente. Darüber hinaus verbrachten wir in etwa eine halbe Stunde damit, Deutschland zu finden :D

MDMA hat ebenfalls starke zeitverzerrende Effekte. Bei meiner ersten Erfahrung mit 19 Jahren auf einem Festival auf den kanarischen Inseln in einem unglaublich schönen Setting mitten in den kanarischen Bergen durfte ich dies zum ersten Mal wahrnehmen. Da ich am kommenden Tag nach einem knapp 4-monatigen Work&Travel Aufenthalt als gescheiterter Animateur (eine der größten Herausforderungen meines Lebens) meinen Heimflug antreten musste, blickte ich immer und immer wieder auf meine Armbanduhr. Plötzlich stand ein sehr reizendes Mädchen vor mir und sagte mir "olvidate de la hoooooora", also "vergiss endlich die Zeit!". In meinem Kopf machte es "boooooooouum" und das Konzept von und der Gedanke an Zeit war wie weggeblasen. Ich tanzte wie ein wilder Bär, bevor ich - wer weiß wie viel später - meine Gedanken wieder gesammelt hatte und erneut auf die Uhr blickte. Ich musste das Festival schließlich rechtzeitig verlassen, um meine

Koffer zu packen und den Flug nicht zu verpassen. Da stand dieses Mädchen plötzlich wieder vor mir: "olvidate de la hooooooooora" schrie sie erneut. "Boooooooum", wieder vergaß ich jedwedes Konzept und Gefühl von Zeit. Das wäre mir tatsächlich beinahe zum Verhängnis geworden, da ich die Party mit meinen dortigen Freunden wirklich zu spät verließ und meinen Flug gerade noch so erreichte. Aus meinen Ohren schoss ein Cocktail aus Euphorie und Adrenalin. Ich finde ohnehin, dass die erste Erfahrung mit einer neuen Substanz nicht selten die schönste ist, da man zwar Erwartungen hat, aber einfach nicht wissen kann, was einen erwartet, was die Magie häufig erst erzeugt. Wenn wir uns dem Leben unbedarft stellen und neue Erfahrungen suchen, erwartet uns meist magisches am anderen Ende.

Nun muss ich sagen, dass MDMA nicht zu meinen favorisierten Substanzen gehört. Zum einen, weil ich einfach nicht der große Partybär bin (Stichwort soziale Phobie), zum anderen aber auch, weil sich das sogenannte "Herunterkommen" für mich stets unangenehm gestaltet hat. Das heißt, wenn die Substanz ihre Wirkung verliert, ist es mir dennoch unmöglich zu schlafen. Und das, obwohl ich hundemüde bin. Darüber hinaus landet man nach solchen Partynächten nicht selten auf "after hours", wo nur noch gequirlte Scheiße erzählt wird. Das kann zwar durchaus lustig sein, geht mir persönlich aber relativ schnell auf die Nerven. Und ich weiß aus Erzählungen und Recherche, dass ich damit nicht alleine bin. Dazukommt, dass MDMA in Tablettenform (Extasy) häufig mit überaus gefährlichen Substanzen gestreckt wird. Die Reinheit ist eigentlich nur in Kristallform gegeben, die aber schwieriger erhältlich ist. Diese Substanzen sind nicht selten lebensgefährlich, weshalb sogenanntes "Drug-Checking" auf Festivals und mittlerweile auch in Diskotheken angeboten wird, um Konsumenten vor langfristigen Schäden zu bewahren.

# LSD

Kommen wir zu einer weiteren Substanz, deren Wirkung ich am ehesten aus einer Mischung aus psilocybinhaltigen Pilzen und MDMA beschreiben würde. Von allen stark Psychotropen Substanzen ist LSD daher, neben MDMA, am ehesten auf Festivals anzutreffen. Während Pilze, Meskalin und Ayahuasca eher die Reise nach innen anstreben, werden MDMA und LSD auch für Reisen nach außen genutzt.

Ich persönlich habe LSD zum ersten Mal mit meiner Partnerin im Lechtal in Österreich probiert. Soweit ich mich entsinne, eine normale Dosis 100 µg. Wir waren dort in einem wunderschönen AirBnB Komplex untergebracht, mit sensationeller Sicht auf einen mächtigen Berg, der sich direkt vor unserem Balkon aus der Erde schob. Auch unsere wunderbare Hundedame war mit von der Partie. Wir beschlossen, wir wollten am Vormittag eine Wanderung unternehmen und am Nachmittag in unser gemütliches temporäres Heim zurückkehren.

Die Effekte ließen nahezu eine Stunde auf sich warten, traten dann jedoch unverkennbar und mit einer ziemlichen Wucht ein. Wir hatten beide den Eindruck, dass wir unsere Umwelt nach und nach immer schärfer sahen. Es war, als hätten wir uns eine Brille mit zehnfacher 4k-Auflösung aufgesetzt. Aber nicht nur die Auflösung, sondern auch die Farben der Natur um uns herum zeigten sich in voller Pracht. Wir begegneten vereinzelt immer wieder anderen Wanderern. Während ich bei anderen psychotropen Substanzen sicherlich Paranoiaschübe bekommen hätte, war dies hier nicht der Fall. Im Gegenteil, ich konnte fröhlich und nett grüßen und freute mich sogar über vereinzelte Begegnungen, die sich mit einem Hund ohnehin nicht vermeiden lassen. Unsere Hundedame merkte, dessen sind wir uns beide sicher, dass etwas mit uns "nicht stimmte". Sie war überaus zahm und sah aus wie ein wunderschönes magisches Geistwesen, das uns in diesem Leben mit seiner Präsenz und Anwesenheit beehrt, heilt und emotional unterstützt. Nachdem wir am Ende sicherlich ein bis zwei Stunden in einer Wiese lagen und auch starke Verzerrungen in der Entfernung wahrnahmen, begaben wir uns schließlich auf die Heimreise. Es gestaltete sich alles andere als einfach unseren riesigen Komplex wiederzufinden. Diese Verwirrung ist typisch für psychoaktive Substanzen. Man verliert die Orientierung, selbst dort, wo man sich eigentlich wie in der eigenen Westentasche auskennt. Das sollte man bei einer Erfahrungsreise daher unbedingt beachten!

Schließlich erkannten wir unsere Bleibe jedoch doch aus der Ferne. Im nüchternen Zustand wären wir innerhalb von 10 Minuten dort gewesen, wir benötigten jedoch nahezu eine Stunde zurück. Denn gerade körperliche Betätigung kann sich als überaus anstrengend herausstellen und einen Berg hinaufzugehen sich anfühlen, als bestiege man einen 8.000er im Himalaya. Angekommen machten wir über den Fernseher Musik. Es lief "Who's lovin' you" von Michael Jackson. Als hätten wir uns abgesprochen, mussten wir beide weinen. Die Musik und Jacksons Stimme drangen wie ein Pfeil direkt in unser Herz ein. Wir empfanden tiefe Dankbarkeit und Liebe für unsere Beziehung, aber auch für unsere anderen Liebsten und das Leben an sich. Wir lagen uns noch stundenlang in den Armen, weinten und lachten, verspürten tiefe Erleichterung und genossen die Aussicht auf den gewaltigen Berg, der aussah, als schösse er 5 Meter vor unserem Balkon direkt tausende Meter in die Höhe.

# Magic Mushrooms (Psilocybin)

Kommen wir nun zu jenen psychedelischen Erfahrungen und Substanzen, die zu meinen Favoriten zählen: Pilze, Meskalin und Ayahuasca (DMT). Meine erste Pilzerfahrung durfte ich mit 19 Jahren in Amsterdam machen. Sie begab sich zum Ende eines 6-monatigen Aufenthalts in London, den ich nach meiner gescheiterten "Animateurskarriere" auf den kanarischen Inseln erlebte. Auf den kanarischen Inseln hatte ich mich im Hotel mit dem Rezeptionisten angefreundet. Ein Deutscher, dessen Oma jedoch Argentinierin ist und auf den Kanaren lebt und ihn nach ein paar persönlichen Problemen in seiner Heimatstadt Berlin dort aufnahm. Wir waren richtig gute "Atzen" und beschlossen die nächsten 3 Monate etwas Geld zu sparen und damit ein halbes Jahr in London zu verbringen. Mein Freund hatte bereits eine erste Pilzerfahrung und machte mir die Reise daher besonders schmackhaft. Während wir in London "nur" MDMA, Salvia (eine überaus verrückte psychedelische Substanz, die eher dissoziativ wirkt und daher nicht so meins ist) und Cannabis konsumierten, wollten wir unser gemeinsames Jahr mit einem einwöchigen Aufenthalt in Amsterdam und einer Pilzreise krönend beenden. So sollte es auch kommen. Die Reise trug sich im Jahre 2007 zu. Damals waren frische psilocybinhaltige Pilze in Amsterdam noch legal erhältlich. Wir checkten also im Hostel ein und stolperten etwas bekifft in den erstbesten Laden. Damals gab es folgende Auswahl:

- Unterste Stufe: Mexikaner
- Mittlere Stufe: Kolumbianer
- Mittelstarke Stufe: Ecuadorianer
- Starke Stufe: Hawaiianer

Wir entschieden uns für die Mexikaner. Damals gab es die Pilze in einer Box frisch, also mit Wassergehalt. Meistens erhält man die Pilze ja im getrockneten Zustand. Daher sind hier Dosierungsangaben und ein vorsichtiges Nähern besonders wichtig. Frische Pilze haben gegenüber getrockneten ein zusätzliches Gewicht von ungefähr Faktor 10. Das heißt, 3 Gramm getrocknete Pilze entsprechen in etwa 30 Gramm frischen Pilzen. Wobei meine subjektive Wahrnehmung auch zeigt, dass frische Pilze einen anderen, mystischeren Touch haben, während getrocknete die Reise nach innen begünstigen. Aber das ist wirklich nur meine ganz persönliche Meinung. Nun, wir entschieden uns dafür, am Folgetag mit dem Zug aus Amsterdam hinaus in die nahegelegene Natur zu fahren und jeweils 30g zu frühstücken. Wir waren vorher in einem "Albert Heijn" vorbeigetigert und hatten den Laden um Früchte, Wasser und auch etwas kohlehydratstarkem erleichtert. Wir ließen uns letztendlich auf einem kleinen Hügel nieder und verleibten uns jeweils eine ganze Box ein. Den Effekt konnte ich im Nachhinein nur als "wach träumen" beschreiben. Es war magisch und wir lagen stundenlang im hohen Gras und beobachteten Blumen, Blüten, Insekten und was sich sonst an Flora und Fauna um uns herum befand. Es war, als befänden wir in einem klitzekleinen Mikrokosmos, der aber zugleich unendlich groß war. Die Zeit verging wie im Flug und abends, zurück in Amsterdam an einer Gracht mit einem Joint im Mund, machten wir aus, zwei Tage später noch einmal eine Reise anzutreten. Diesmal sollten es Ecuadorianer werden. Wir fuhren erneut in die Natur und ließen uns diesmal mitten im Wald nieder. Es begab sich eine der magischsten Reisen, die ich jemals habe unternehmen dürfen. Die Natur um mich herum sprühte wortwörtlich vor Leben. Pflanzen strahlten und gaben Energie ab, die ich sehen aber nicht beschreiben konnte. Mein Freund stand wenige Meter neben mir und sah dabei aus wie ein kleiner Kobold, der ehrfürchtig in die gewaltigen Bäume blickte. Beide erste Erfahrungen waren für mich überaus positiv und heilsam.

Seither habe ich immer wieder Pilzreisen unternommen. So beispielsweise in einem Ferienhaus in der "Cinque Terre" in Italien. Meine Partnerin und ich tranken einen "Pilz-Cocktail", den wir zuvor im Mixer zubereitet hatten. Die darauffolgenden Stunden waren zunächst überaus tiefgreifend, aber auch befreiend. Gerade am Ende der Erfahrung lagen wir beide bis tief in die Nacht, dick eingepackt in Decken, in unserem Garten mit Blick auf das Meer und eine vorgelagerte Insel und hörten den "Baywatch Berlin" Podcast. Ich habe nur selten in meinem Leben eine derartige Ruhe und tiefen Frieden empfunden wie in diesem Augenblick. Es war mir völlig klar, dass dieser Zustand der eigentlich natürliche Zustand unseres Seins und Bewusstseins ist. Wenn wir sterben, ist es nicht einfach vorbei, sondern wir gehen zurück in die friedliche allumfassende Einheit.

Ich kann also aus eigener Erfahrung bestätigen, dass Pilze heilend und tiefgreifenden Frieden in uns erzeugen können. Grundsätzlich bin ich daher der Meinung, dass Pilze eigentlich ausschließlich in der Natur oder im Rahmen einer Therapiesession oder Zeremonie eingenommen werden sollten.

# Peyote (Meskalin)

Im Rahmen meines Studiums musste ich im Jahre 2010-2011 zwei Auslandssemester absolvieren. Ich entschied mich, diese in Mexiko-City zu verleben. Geprägt durch meine ersten psychedelischen Erfahrungen hatte ich Wind davon bekommen, dass in Mexiko - damals waren diese Informationen in einem noch sehr übersichtlichen Internet nicht so einfach zugänglich - der meskalinhaltige Peyote-Kaktus konsumiert werden kann. Aber wie und wo war mir ein großes Rätsel. Gemeinsam mit einem Freund wollten wir uns jedoch auf die Suche begeben. Irgendwo hatten wir etwas von San Luis Potosí gehört oder gelesen. Wir setzten uns also zu Beginn einer unserer zahlreichen Ferien in den Fernbus und tuckerten nach San Luis Potosí. Angekommen realisierten wir, dass nicht nur der Ort - besser gesagt eine riesige Millionenstadt - diesen Namen trug, sondern der gesamte Staat (vergleichbar mit Bundesland) so hieß! Na klar, wie und wo sollte man in einer riesigen Industriestadt auch Peyote finden und einnehmen können?

Damals waren wir beide sehr empfänglich für die Technik der "Visualisierung". Sich also vorstellen, wie man etwas bestimmtes geschafft hat, um es Wirklichkeit werden zu lassen. Wir lagen also abends in unserer Absteige im Bett und visualisierten gemeinsam, wie wir Peyote essen würden. Am Folgetag beschlossen wir, dass wir die Stadt verlassen und weiter in das offene Lang gelangen mussten. Wir setzten uns in einen Bus mit dem Ziel "Matehuala". Warum, wissen wir bis heute nicht. Es klang wohl einfach passend. In einer kleinen Pension in Matehuala angekommen zeigte sich uns am Abend eine bizarre Szenerie. Wir wollten im dazugehörigen Restaurant etwas zu Abend essen. Doch sowohl die Anwesenden als auch die gesamte Einrichtung wirkten total surreal und als hätten sie nicht alle Nadeln an der Tanne. Wir mussten also richtig sein. Am Folgetag setzten wir uns, weil wir durch weiteres Herumfragen und ziemlich rudimentäre Internetrecherche davon gehört hatten, in einen Bus nach Real de Catorce. Real de Catorce ist ein ehemaliges Silberminen-Dorf, das, nachdem das Silber in den umliegenden Bergen vollständig abgebaut war, nahezu ausstarb, bevor es durch den Tourismus wiederbelebt wurde. Wer den Film "The Mexican" mit Julia Roberts und Brad Pitt kennt, erinnert sich womöglich an den in etwa 2 Kilometer langen Tunnel, den man durchfahren muss, um überhaupt in das

Dorf zu gelangen. Es ist die einzige Zufahrtsstraße. Angekommen suchten wir eine günstige Bleibe. In einem kleinen Gästehaus warteten wir eine gefühlte Ewigkeit an der Rezeption, bevor ein alter, leicht entgeisterter Mann - den wir an den darauffolgenden Abenden alleine im Wohnzimmer auf der Gitarre mystische Lieder spielen sehen würden - uns ein Zimmer zuwies. Im Rücken saß im besagten Vorraum eine Gruppe Mexikaner, die uns aufmerksam beäugte und einen touch Gefahr ausstrahlten. Wir wollten gerade unser Zimmer beziehen, da stand einer von ihnen - der vermeintliche Anführer - auf, ging auf uns zu und stotterte hervor:
"You guys, you wanna eat Peyote?"
Damals reagierten wir überaus empfindlich darauf, wenn man uns für "Gringos", also US-amerikaner hielt. Schließlich war es nur selten von Vorteil für einen solchen gehalten zu werden. Auf der anderen Seite war es überaus positiv als Deutscher wahrgenommen zu werden, verehrt die mexikanische Bevölkerung uns Deutsche doch für den "Volkswagen", speziell Käfer (der noch bis 2016 in Mexiko produziert wurde uns überall anzutreffen ist), unsere Ingenieurskunst und nicht zuletzt auch die deutsche Fußballkunst, die während der WM in Mexiko 1970 und einer herzzerreißender Niederlage im Halbfinale gegen Italien zu großer Popularität aufstieg. Entsprechend patzig antworteten wir:
"No somos Gringos y hablamos español wey." (wir sind keine Amis und wir sprechen Spanisch Alter)
"Ay perdón, de donde son y quieren ir a comer peyote?" (Ach entschuldigt, woher seid ihr denn und wollt ihr Peyote essen?)
"Somos de Alemania y si, buscamos comer peyote." (Wir sind aus Deutschland und genau, möchten Peyote essen)
Der Typ blickte sich zu seiner schurkenhaft in der Ecke kauernden Bande um und zeigte mit dem Daumen nach oben, als hätte er wie Trump gerade überraschend die Wahl gewonnen. Sie nickten ihm zu, worauf er sich wieder uns zuwandte:
"Pues nosotros tenemos und guía y nos vamos esta tarde al cerro. Si quieren, pueden venir." (Also, wir haben einen Guide dabei und fahren am Nachmittag in die Wüste. Wenn ihr wollt, könnt ihr mitkommen)
Wir waren komplett überfordert. Unsere Visualisierungstechnik musste eine magische Kraft haben, die wir total unterschätzt hatten. Wir gaben zu verstehen, dass wir erstmal unser Zimmer beziehen und es uns noch kurz überlegen wollten, weil wir gerade erst von einer mehrtätigen durchaus anstrengenden Reise angekommen waren und weder wirklich geistig noch emotional auf eine uns vollkommen unbekannte Meskalinreise mit uns

vollkommen unbekannten Minigangstern eingestellt waren. Es dauerte aber keine halbe Stunde, da sagten wir den Jungs zu, weil wir uns beide sicher waren, dass uns das Universum diese Möglichkeit aus einem Grund präsentiert hatte und wir einfach vertrauen mussten.

Etwa zwei Stunden später befanden wir uns im Kofferraum eines großen Jeeps liegend mit 6 uns nicht einmal mit Namen bekannten Typen auf den bequemen Vorder- und Mittelsitzen. Wir durchquerten den Tunnel, den wir gerade erst bei der Ankunft in das 1.500 Meter hoch gelegene Dorf durchfuhren. Wir waren kaum eingefahren, da steckte der Beifahrer einen surreal großen Joint an und gab ihn durch die Reihen. Ehe wir uns versahen, war das Auto wie eine Hotbox vollgedampft und wir konnten kaum noch aus den Fenstern sehen. Dann ratterten wir, nun erst recht mit Paranoia im Kopf, die leitplankenfreie Kopfsteinpflasterstraße hinunter zurück auf Meereshöhe. Mit ohrenbetäubend lauter Rap-Musik fuhren wir in das erstbeste Dorf, parkten vor einem kleinen Imbiss und jeder kaufte sich ein halbes auf dem Spieß gegrilltes Hähnchen "für danach" und ein paar Flaschen Wasser. Anschließend fuhren wir auf einer Landstraße, die im perfekten Lot Richtung Horizont reichte, eine gefühlte Ewigkeit, ohne dass uns jemals ein Auto entgegenkam. Ich kann nicht verleugnen, dass in mir hier und da der Gedanke aufstieg, dass dies womöglich meine letzte Autofahrt und meine letzten Atemzüge ungewiss sein würden. Dann bogen wir plötzlich ab. Doch nicht auf eine Straße, sondern mitten hinein in die von Sträuchern gesäumte Wüste. Nach weiteren 15 Minuten stießen wir unsere letzten Gebete zum Himmel. Doch statt dem Ende standen wir plötzlich vor unserer Wiedergeburt. Mitten im Nirgendwo, wir hatten seit einer Stunde keine andere Menschenseele mehr gesehen, zeigte sich uns zum ersten Mal der Guide. Davor hatten wir keine Ahnung, ob diese Information überhaupt korrekt war, wollten mit zu offensichtlichen Fragen aber auch unsere aufsteigende Panik nicht verraten. Wir sollten uns nun auf die Suche nach Sträuchern machen, denn darunter würde der Peyote Kaktus wachsen. 8 lange Jahre würde ein Kaktus mit den 10 bis 20 knoblauchartigen Zehen benötigen, um zu seiner Reife zu gelangen. Entsprechender Respekt und tiefe Ehrfurcht stiegen in uns auf. Sobald wir den für uns passenden Kaktus gefunden hatten, sollten wir ihn mit einer Bankkarte abtrennen und nicht herausreißen. Gesagt getan. Das Festmahl begann. Dabei ist es wichtig, die Zehen langsam und gemächlich zu essen, da sie überaus bitter sind und schnell Brechreiz auslösen können.

Der Effekt stellte sich bei mir relativ rasch ein. Nachdem es für die Mexikaner eher ein fröhliches Beisammensein war - sie lagen entspannt auf dem Jeep und pumpten laut Gangster-Mukke - suchte ich das Weite. Ich war schließlich hier, um eine spirituelle Erfahrung zu machen, mich besser kennenzulernen und Heilung welcher Art auch immer zu erfahren. Ich machte mich also davon, die Welt um mich herum wirkte absolut unwirklich und schon bald verblassten die Bässe. Ich lag mich in den Sand inmitten der Sträucher und blickte in den Himmel, stundenlang. Es war überaus bewölkt an diesem Tag. Dann spürte ich plötzlich, wie sich in mir, in meiner Brust etwas tat. In demselben Moment riss der Himmel auf. Die Wolken zogen sich direkt über meinem Kopf auseinander und der blaue Himmel und vereinzelte Sonnenstrahlen drangen hindurch. Genau dasselbe passierte in meiner Brust. Eine tiefe Traurigkeit, eine dunkle Schwärze verließ mich parallel zu den dunklen Wolken über meine seitlichen Flanken und Licht drang aus meiner Brust. Frieden und tiefe Ruhe kehrten in mir ein. Ich blieb liegen, bis ich dann doch in meinem "Versteck" gefunden und zurück zur Partystätte gezogen wurde, um meinen Teil zu leisten, wozu ich nach dieser Befreiung gerne bereit war.

Die beschriebene Peyote-Erfahrung war eine der heilsamsten tiefgreifendsten Erfahrungen, die ich je in meinem Leben gemacht habe.

# Ayahuasca (DMT)

Last but not least möchte ich die in der Einleitung begonnene Geschichte meiner ersten und bisher einzigen Ayahuasca-Erfahrung zu Ende erzählen. Diese trug sich am 30. Dezember 2023 in Tepoztlán, Bundestaat Morelos, Mexiko zu. Ich befand mich mitten in einer mittelgradigen depressiven Episode - gemischt mit einer generalisierten Angststörung - und geplagt von ersten Panikattacken. Wie eingangs gesagt war für mich klar, nachdem ich die 2 vorausgegangenen Wochen im wunderschönen Urlaubsparadies "Baja California" aufgrund meiner emotionalen Situation kaum genießen konnte, dass es nicht mehr schlimmer kommen könnte und ich an der mir angebotenen Ayahuasca-Zeremonie teilnehmen würde.

Ich hatte die empfohlene Diät die drei vorangegangenen Tage strikt eingehalten und war am Tag der Substanzeinnahme nüchtern geblieben. Ich fühlte mich auf der einen Seite schlecht gelaunt, weil ich Hunger hatte und auf der anderen Seite durch die Reinheit meines Körpers überaus lebendig und vor Energie strotzend. Nachdem wir die letzten Personen waren, die auf dem Gelände ankamen, wurden uns die übrigen Plätze zugewiesen. Möglichst weit weg voneinander sollten sich meine Partnerin, ihre Schwester und ich uns befinden, um uns in der Erfahrung möglichst nicht gegenseitig zu stören. Dabei wurde mir der Platz in der absoluten Mitte des Raumes zugewiesen, während 30 der 35 Teilnehmer einen gefühlt sicheren Platz an der Wand der Halle hatten. Darüber hinaus befanden sich über mir die Dachstreben, die genau über meinem Kopf zusammenliefen und in deren Mitte eine kleine Leuchte direkt über meinem dritten Auge hing. Ich saß überdies den Schamanen direkt gegenüber. Die Situation machte mich sehr nervös, da ich nun inmitten des Raumes praktisch keinen Rückzugsort hatte und mich auch nicht gegen die sichere Mauer kauern konnte. Auf der anderen Seite sagte ich mir, dass alles in diesem Leben aus einem bestimmten Grund passiert und dies die Situation ist, in der ich mich nun befand. Gegen sie in den Widerstand zu gehen wäre sinnlos gewesen, also akzeptierte ich sie. Ich versuchte es mir mit einer Decke, einer dünnen Yoga-Matte und meinem Rucksack als Kissen gemütlich zu machen und blickte mit etwas neidischer Emotion auf die anderen Teilnehmer, die mit Luftmatratzen und richtigen Kissen ausgestattet vereinzelt schon den Schlaf der Gerechten schliefen. Es war etwa 22 Uhr abends und es sollte losgehen. Wir starteten jedoch nicht mit Ayahuasca, sondern zunächst mit einer sowohl wissenschaftlichen als auch spirituellen Einführung. Je mehr von den Schamanen und Guides erzählt wurde, umso sicherer fühlte ich mich. Set und Setting verschmolzen zunehmend zu einer wunderbaren Einheit. Die Veranstaltungsleiter erklärten uns, dass es in unmittelbarer Vorbereitung wichtig sei, den Körper (und damit auch den Geist) noch einmal tief zu reinigen.

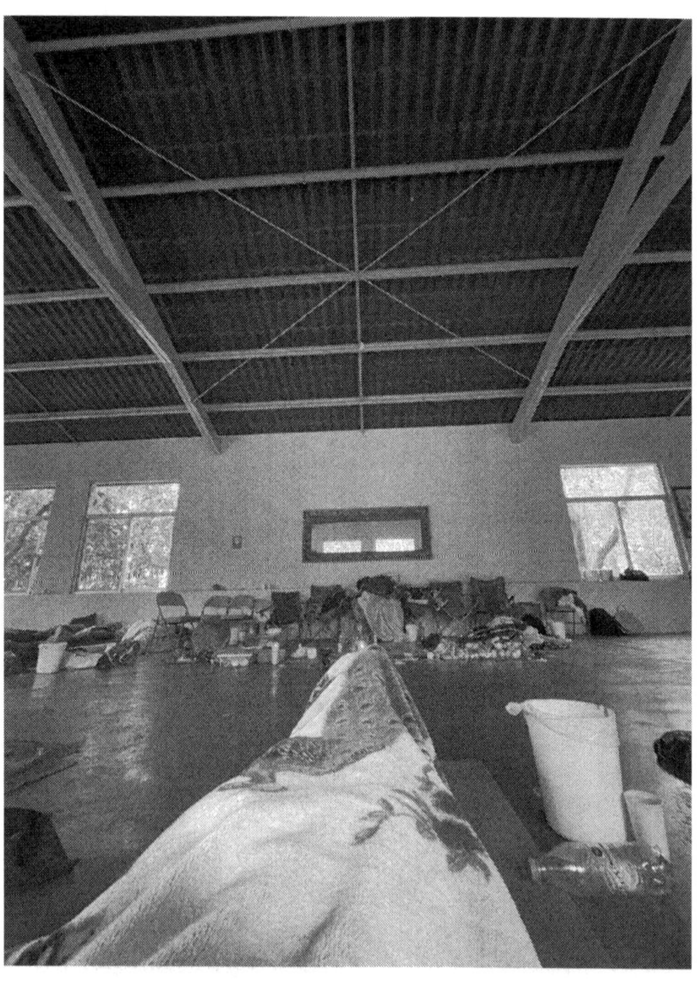

Wir sollten daher auf Ex so viel salzhaltiges Wasser trinken, wie wir konnten. Dann würde uns die Haut aufgebrannt und "***Kambo***" (auch bekannt als „sapo“ oder „Krötenimpfstoff“) aufgetragen. Eine Substanz, die aus den giftigen Sekreten des Amazonas-Frosches Phyllomedusa bicolor gewonnen wird. Daraufhin sollten wir versuchen zu erbrechen. Als durchaus ehrgeiziger Mensch sah ich diese Aufgabe als Herausforderung, die ich meistern musste, um die anschließende Erfahrung positiv gestalten zu können. Ich trank also innerhalb einer Viertelstunde 2-3L Salzwasser und auf die 6 Brandwunden an meinem Oberarm wurde das zuvor von einem Holzstab geschabte Frosch-Sekret aufgetragen. Es vergingen keine 10 Sekunden, da brachen bereits alle Dämme. Wie alle anderen hatte ich einen Plastikeimer vor mir stehen, den ich mit gefühlt mehreren Bar Druck füllte. Meine Hände vibrierten, mein Verstand setzte aus und die Szenerie, die sich mir bat, war mehr als verrückt. Ich sah 20-25 Leute um mich herum, die sich ebenfalls mit aller Kraft übergaben. Das Erbrechen entzog mir derart die Energie, dass ich am Ende auf allen 4en kniend meinen Kopf halb im Einer versenkte, während die Schamanen um mich herum an mir drückten, zerrten auf mich einschrien und mich dazu animierten alles, wirklich alles aus mir herauszukotzen. Wie mit einem Schlag kam dann nach etwa 10 Minuten der Punkt, an dem ich leer war. Nicht nur körperlich, sondern auch geistig und emotional. Es war überaus befreiend.

Zurück an meinem Platz begann dann die Kakao-Zeremonie. Wir bekamen alle einen kleinen Becher frisch zubereiteten, heißen Kakao gereicht, den wir nach weiteren Erklärungen und dem Fokus auf unseren Intention für die Ayahuasca-Reise gemeinsam tranken. Es war nun etwa Mitternacht und die Ayahuasca-Zeremonie sollte beginnen. Ich bemerkte, dass es jedoch vereinzelt immer noch Leute gab, die weiterhin erbrachen. Im Nachhinein habe ich erfahren, dass es insbesondere jene waren, die die Diät nicht strikt eingehalten und insbesondere am Tag der Einnahme morgens noch - teilweise sogar ziemlich deftig und ausgedehnt - gefrühstückt hatten. Wir legten unsere Opfergaben am Altar ab, Früchte, die wir am selben Tag noch gekauft hatten, und zündeten Kerzen an, die wir erneut mit unserer Intention versahen. Dann traten wir einzeln vor den an diesem Tag auserkorenen "Haupt-Schamanen" und bekamen einen vollen kleinen Plastikbecher mit dem Zaubertrank angereicht. Bevor wir diesen ebenfalls alle gemeinsam einnahmen, konzentrierte ich mich intensiv auf meine Intentionen und wiederholte auch die Worte, die mir die Schwester meiner Partnerin vorher nannte, die ihr bei ihrer ersten Erfahrung halfen:

"Bitte Mama Ayahuasca, sei liebevoll und zart zu mir." Darauf schloss ich meine Intention an:
"Bitte heile mich und hilf mir, die kindliche Unbeschwertheit und Leichtigkeit in meinem Leben wiederzuerlangen. Bitte heile mich."

Ich stürzte den Shot hinunter, der mir überraschenderweise überaus wohl bekam und in kleinster Weise wie so häufig erzählt bitter oder eklig schmeckte. Im Gegenteil! Uns wurde gesagt, dass wir merken würden, wenn die Effekte einsetzten. Für jene, die nicht mit der Medizin in Verbindung kommen würden, "no conectar con la medicina", könnte auch eine zweite Dosis verabreicht werden. Ich setzte mich aufrecht hin und meditierte einige Minuten in Ruhe. Nach 15 bis 20 Minuten wurde ich dann durch laute Schreie aus der Ruhe geholt. Ich sah zwei Schamanen, die wie Verrückte in den Raum brüllten und sich dabei wunden. Der "Haupt"-Schamane erbrach sich, wie ich es zuvor nicht mal auf der Abifeier gesehen hatte. Doch bei mir persönlich tat sich überhaupt nichts. Ich war mir sicher, dass ich wohl einer zweite Dosis bräuchte und einfach nicht empfänglich sei, wenn selbst die Schamanen schon mittendrin waren.

Ich hatte diesen Gedanken kaum zu Ende gefasst, da änderte sich plötzlich die Welt um mich herum. Von einem auf den nächsten Augenblick war ich inmitten einer indianischen Zeremonie von vor über 4.000 Jahren präsent. Es gab keine Vergangenheit und keine Zukunft mehr, sondern alles passierte in diesem Augenblick. Das war für mich so klar und sicher wie das Amen in der Kirche. Die darauffolgenden Stunden waren die heilsamsten meines Lebens. Ich verbrachte Stunden damit, mich selbst zu umarmen und sagte mit ziemlicher Sicherheit zum ersten Mal in meinem Leben *"ich liebe mich"*. Ich sagte es aber nicht nur einmal, sondern ich sagte es immer und immer wieder und viel wichtiger, ich spürte es. Ich spürte zum ersten Mal seit Jahrzehnten, dass ich mich selbst liebte. Dass ich mir selbst genug war, dass ich so gut bin, wie ich bin. Dass ich so bin, wie ich sein soll. Ich spürte, wie meine Seele mit jeder Wiederholung mehr und mehr heilte. Plötzlich taten sich vor meinem inneren Auge auch Konflikte mit mir selbst auf, die ich auf andere Personen abwälzte. Deren Schuld dafür ich zum Beispiel meinem Papa gab. Beispielsweise dafür, dass ich mich als eher ruhig und zurückhaltend sehe und mich gerne zurückziehe (wie mein Vater, während meine Mutter das Gegenteil ist). Plötzlich verstand ich, dass diese Ruhe das ist, dass mich ausmachte. Dass es eine Fähigkeit ist, die mich einzigartig macht und weswegen mich viele

Menschen gerne haben. Ja, ich konnte mich auf einmal daran erinnern, dass ich Komplimente in diese Richtung schon häufiger erhalten hatte, diese aber nie annehmen konnte, weil ich nicht so sein wollte! In der heutigen Gesellschaft wird schließlich ganz klar kommuniziert, dass der lauteste und egozentrischste am meisten Aufmerksamkeit bekommt, den größten Erfolg hat und das Leben führt, von dem wir Introvertierten nur träumen können. Mit einem Mal war mir völlig klar, dass das einfach nicht stimmte. Welch' Fehlannahme! Eine tief gehegte "Wut" auf meinem Vater, deren Existenz ich vorher im Alltagsbewusstsein auf diese Weise noch nie wahrgenommen hatte, transformierte sich in Dankbarkeit und Liebe. Das ist nur ein Beispiel der zahlreichen Erkenntnisse, die ich im Rahmen der Zeremonie und die Wochen und Monate darüber hinaus hatte.

Darüber hinaus erlebte ich Wesen, deren Existenz für mich sicher ist, die aber eigentlich gar nicht existieren können. Außerdem sind die Farben, die man während einer Ayahuasca-Reise wahrnimmt, derart neon-ultra-ultra-ultra-HD, dass sie jedweder Beschreibung spotten. Gegen Ende sah ich an den Streben an der Decke, inmitten dieser unglaublichen Lichter, helle Strahlen flitzen. Mir war auf einmal klar, ohne mich damit jemals tiefer auseinandergesetzt zu haben oder gar davon überzeugt zu sein, dass diese Lichter die anwesenden Personen und ihre früheren Leben darstellten. Unsere Wege hatten sich in vergangenen Leben schon hunderte Male getroffen und es war ganz und gar kein Zufall, dass wir genau an diesem Tag zu diesem heilenden Ritual wieder zueinandergefunden hatten.

*"Nur wenn Du Dich selbst liebst, kannst Du die Welt lieben.*
*Wer sich selbst liebt, den liebt die Welt."*
- el bebecito

# Komm in Kontakt mit mir

Ich hoffe sehr, dass Dir meine kleine Einführung in die Welt der psychedelischen Substanzen gefallen hat. Ich hoffe, sie gibt Dir wichtige Orientierung und unterstützt Dich auf Deinem Weg der Heilung. Das ist eine der Missionen auf dieser Erde glaube ich. Heilung, Ganzwerdung. Erst, wenn wir die Widerstände nach und nach aufgeben, tritt Akzeptanz in unser Leben. Wer akzeptiert, was ist, den kann so schnell nichts aus der Bahn werfen. Auf diesem Weg bin auch ich noch lange nicht angekommen. Ich gehe ihn, so wie wir alle ihn gehen.

Ich persönlich finde die Pseudo-Guru Welt, die sowohl in Social Media also auch in der realen Welt immer weitere Wurzeln schlägt, extrem "cringe" und unglaubwürdig. Wer von sich selbst behauptet die Erleuchtung erlangt zu haben, ist noch Lichtjahre davon entfernt. Wer "Erleuchtung" erlangt - was auch immer das für den Einzelnen bedeutet - wird das nicht an die große Glocke hängen.

Ich habe es mir zum Ziel gesetzt, Menschen mit Depressionen und Angststörungen zu helfen. Schließlich weiß ich, wie es ist, daran erkrankt zu sein und wie schwer es sein kann, wieder herauszufinden. Wenn Du ähnliche Schwierigkeiten im Leben hast oder einfach so mit mir in Kontakt kommen willst, dann schreibe mir einfach. Meine Mail lautet: *ck@klhe.de*

Ich wünsche Dir alles Liebe, Frieden und Sinnhaftigkeit in Deinem Leben
*Chris*

## Mein anderes Buch

Wenn Dir dieses Buch gefallen hat, dann würde ich mich natürlich sehr über eine positive Rezension auf Amazon freuen. Das hilft mir wirklich und ich danke Dir schon jetzt für Deine Unterstützung. Der Unterstützungslink lautet: https://www.amazon.de/dp/B0CTHQL9DK

Darüber hinaus möchte ich Dich auf mein anderes Buch hinweisen. Es ist vor einigen Jahren aus meinem tiefen spirituellen Interesse entstanden und erfreut sich auch unter jenen Menschen, die einfach nur einen praktischen Zugang zu sich selbst und den Universalprinzipien die uns alle umgeben suchen, großer Beliebtheit. Du kannst es sowohl auf Amazon als auch ganz traditionell im stationären Buchhandel oder auch auf der Verlagswebseite erwerben. Letzteres ist für den kleinen unabhängigen KLHE-Verlag am besten, weil – das wissen viele Menschen nicht – dieser, nach Abzug aller Kosten (Zwischenbuchhandel 50%, Autorentantieme 10%, Druckkosten 20%, Lektorat & Korrektorat 10%, Cover 5%), noch etwa einen Euro an verkauften Büchern verdient.

Verlag: KLHE Verlag, Düsseldorf.
ISBN: 978-3947061549
Preis: 13,90€

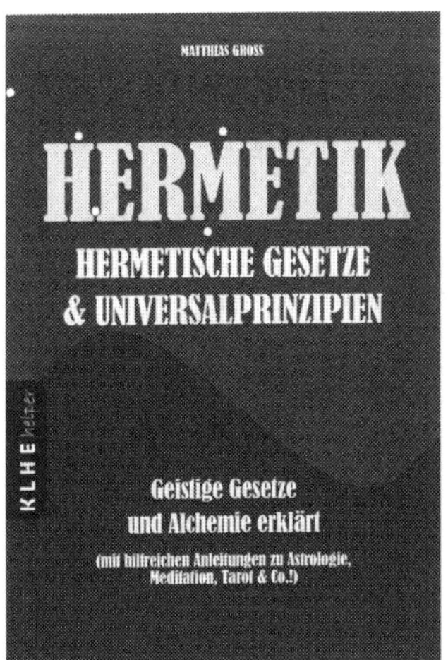


Ich würde mich sehr freuen, wenn wir schon bald wieder voneinander lesen!

Printed in Poland
by Amazon Fulfillment
Poland Sp. z o.o., Wrocław

65315602R00063